Dieta Chetogenica

Manuale Completo per Perdere Peso in Modo Semplice e Salutare
Incluse 180+ Gustose Ricette e Piano Alimentare di 35 Giorni

Marina Belletti

Contenuti

Esclusivo Accesso ai Bonus!

Cari lettori,

Siete pronti a portare la vostra alimentazione al livello successivo con la dieta chetogenica? Allora preparatevi, perché abbiamo preparato qualcosa di speciale solo per voi!

Scansionando il QR code qui sotto, vi si apriranno le porte a un mondo di risorse extra che renderanno il vostro viaggio nel mondo della chetosi ancora più avvincente e gratificante. Cosa troverete:

- **Bonus 1:** Ricette esclusive per mantenervi in chetosi.

- **Bonus 2:** Guide pratiche per superare gli ostacoli iniziali.

- **Bonus 3:** Consigli degli esperti per ottimizzare la vostra dieta.

Non lasciatevi sfuggire questa incredibile opportunità di arricchire ulteriormente la vostra esperienza di lettura e di apprendimento. Scansionate il QR code e preparatevi a scoprire i segreti della dieta chetogenica!

Buon apprendimento e buon appetito!

Sezione Uno: La Dieta Chetogenica Facile

Introduzione

Benvenuti nel mondo rivoluzionario della dieta chetogenica, un percorso antico riscoperto che promette non solo una trasformazione del corpo, ma anche un rinnovamento della mente e dello spirito. In queste pagine, vi immergerete in un viaggio attraverso la scienza, la storia e l'arte di trasformare il vostro stile di vita, scoprendo come un antico metodo possa rispondere alle moderne esigenze di salute e benessere.

Immaginate di poter accedere a una fonte nascosta di energia, di ottimizzare la vostra salute riducendo al contempo il rischio di malattie croniche e di ritrovare un equilibrio nutrizionale che sembrava perduto. La dieta chetogenica non è semplicemente un regime alimentare, ma un'avventura che si basa su principi scientifici solidi, arricchita da storie di successo che ispirano e motivano.

Questo libro è più di una semplice guida; è un invito a esplorare come il vostro corpo può trovare una nuova armonia, sfruttando i grassi come mai prima d'ora, in un processo che risveglia energia, chiarezza mentale e un benessere generale. Con una combinazione di rigorosa ricerca scientifica e consigli pratici, vi guideremo passo dopo passo, rivelando come potete trasformare la vostra alimentazione per scoprire una versione più sana di voi stessi.

Lasciatevi guidare dalla curiosità e dall'entusiasmo, mentre sfogliate le pagine che seguono, ogni capitolo vi avvicinerà sempre di più alla realizzazione di uno stile di vita che potrebbe essere la chiave per il vostro benessere personale. Preparatevi a sfidare le convenzioni, a rompere i miti e a scoprire il potere trasformativo della dieta chetogenica. Iniziamo questo viaggio insieme, armati di conoscenza, ispirazione e un pizzico di audacia. Il percorso verso una vita più sana inizia ora!

La dieta chetogenica ha catturato l'attenzione di milioni di persone in tutto il mondo, attratte dalla promessa di perdita di peso rapida e di miglioramento della salute generale. Ma cosa rende questa dieta diversa da tutte le altre? Perché dovreste considerarla non solo come una moda passeggera, ma come una potenziale svolta nella vostra vita quotidiana? Questo libro mira a demistificare la scienza dietro la dieta chetogenica e a mostrarvi come può essere personalizzata per adattarsi alle vostre esigenze individuali e al vostro stile di vita.

La dieta chetogenica è basata su un principio molto semplice: ridurre drasticamente l'assunzione di carboidrati e sostituirli con grassi. Questo cambio induce il corpo a entrare in uno stato di ketosi, dove non brucia più glucosio (derivato dai carboidrati) come principale fonte di energia, ma piuttosto i grassi. Il risultato? Un'efficiente macchina bruciagrassi che utilizza le riserve di grasso del corpo come carburante, portando a una perdita di peso significativa e sostenibile e, per molti, a un miglioramento dell'energia e della concentrazione mentale.

La scienza dietro la dieta chetogenica non è nuova, ma la sua applicazione nella vita moderna continua a evolversi. Gli studi hanno dimostrato che oltre alla perdita di peso, la dieta chetogenica può offrire benefici nella gestione di condizioni come il diabete di tipo 2, malattie cardiache, e persino alcune forme di cancro. Questo libro esplorerà queste ricerche in modo approfondito, offrendo una visione chiara e basata su prove di come una dieta a basso contenuto di carboidrati possa essere trasformativa.

Inoltre, questo libro non si limita a fornirvi la teoria; vi offre anche una guida pratica per implementare la dieta chetogenica nella vostra vita quotidiana. Dalle ricette deliziose e facili da preparare agli esempi di piani alimentari giornalieri, vi mostreremo come è possibile godere di cibi ricchi e soddisfacenti mentre si perde peso e si migliora la salute. Con consigli su come superare le sfide comuni e mantenere la dieta nel lungo termine, questo libro è un compagno essenziale per chiunque desideri avventurarsi nel percorso chetogenico.

Per quelli di voi che sono nuovi alla dieta chetogenica, potreste chiedervi se questo stile di vita è sostenibile. Vi porteremo attraverso le testimonianze di coloro che hanno adottato la dieta chetogenica come loro modo di vivere permanente, non solo per mesi, ma per anni. Ascolterete direttamente da individui di tutte le età e stili di vita su come la dieta chetogenica ha migliorato la loro salute, energia e benessere generale.

Non importa se siete scettici o entusiasti di iniziare, questo libro vi fornirà tutte le informazioni necessarie per fare una scelta informata. Vi invitiamo a leggere con una mente aperta e a considerare come la dieta chetogenica potrebbe adattarsi non solo alle vostre esigenze nutrizionali, ma anche al vostro obiettivo di una vita più lunga, più sana e più piena.

Con una profondità di ricerca e un'accessibilità nella presentazione, questo libro si pone come una risorsa indispensabile per chiunque sia curioso di esplorare i benefici della dieta chetogenica. Non è solo un manuale; è un manifesto per una rivoluzione del benessere, una chiamata alle armi per tutti coloro che cercano di prendere il controllo della loro salute in modo proattivo. Partite con noi in questa avventura entusiasmante e trasformativa. Benvenuti nel futuro del vostro benessere.

Capitolo 1: Introduzione alla Dieta Chetogenica

1.1 Definizione e Origini

La dieta chetogenica, spesso abbreviata in "dieta keto", è molto più di un trend moderno. È un approccio nutrizionale basato su una profonda comprensione del metabolismo umano, che predilige i grassi come principale fonte di energia al posto dei carboidrati. Questo capitolo mira a delineare le radici storiche e i principi fondamentali della dieta chetogenica, offrendo una solida comprensione di come e perché è stata sviluppata, e come è stata adattata nel tempo per soddisfare una varietà di esigenze sanitarie e nutrizionali.

Origini Storiche

La storia della dieta chetogenica risale agli inizi del XX secolo, ma le sue radici possono essere tracciate ben più indietro, ai tempi dell'antica Grecia. Già in quel periodo, i medici riconoscevano i benefici del digiuno per mitigare i sintomi di malattie come l'epilessia. Tuttavia, fu solo all'inizio del 1920 che la dieta chetogenica come la conosciamo oggi iniziò a prendere forma. I medici dell'ospedale Mayo, in particolare il Dr. Russell Wilder, furono i primi a formulare questa dieta come alternativa al digiuno per il trattamento dell'epilessia. Wilder osservò che i benefici del digiuno—ovvero la riduzione delle convulsioni nei pazienti epilettici—potevano essere ottenuti anche attraverso una dieta che imitasse le condizioni metaboliche del digiuno.

La Scienza Dietro la Ketosi

La dieta chetogenica si basa su una ripartizione nutrizionale specifica: alta in grassi, moderata in proteine e molto bassa in carboidrati. La tipica distribuzione macronutrizionale è circa 70-80% di calorie provenienti da grassi, 15-20% da proteine e solo 5-10% da carboidrati. Riducendo drasticamente l'assunzione di carboidrati e incrementando quella di grassi, il corpo entra in uno stato chiamato "ketosi". Durante la ketosi, il corpo si adatta per bruciare i grassi invece dei carboidrati. Il fegato converte i grassi in acidi grassi e corpi chetonici, questi ultimi diventano la principale fonte di energia per il cervello in assenza di glucosio.

Benefici ed Evoluzione della Dieta Keto

Inizialmente utilizzata per trattare l'epilessia refrattaria nei bambini, la versatilità e l'efficacia della dieta chetogenica sono state gradualmente riconosciute in altri ambiti. Studi recenti hanno dimostrato che può essere efficace nel controllo del diabete tipo 2, nella gestione del peso, nella riduzione del rischio di malattie cardiache, e persino come supporto potenziale nel trattamento di alcune forme di cancro. La ricerca suggerisce che la dieta chetogenica può ridurre l'infiammazione e migliorare la sensibilità all'insulina.

Adattamenti Moderni e Variazioni

Con l'aumentare della popolarità della dieta chetogenica, sono state sviluppate diverse varianti per adattarla a stili di vita più moderni e per soddisfare esigenze nutrizionali specifiche. Tra queste troviamo:

- **Dieta Chetogenica Standard (SKD)**: La forma più comune, consiste in un bassissimo apporto di carboidrati, un moderato apporto di proteine e un alto apporto di grassi.

- **Dieta Chetogenica Ciclica (CKD)**: Alterna periodi di dieta chetogenica con periodi di assunzione maggiore di carboidrati.

- **Dieta Chetogenica Mirata (TKD)**: Permette l'assunzione di carboidrati intorno agli orari degli allenamenti.

- **Dieta Chetogenica ad Alta Proteina**: Simile alla standard, ma include una percentuale maggiore di proteine.

Queste variazioni permettono una certa flessibilità e rendono la dieta chetogenica accessibile e sostenibile per un pubblico più ampio, includendo atleti e individui con esigenze caloriche maggiori.

Conclusione

La dieta chetogenica non è solo una moda passeggera; è un approccio alimentare supportato da secoli di utilizzo e decenni di ricerca scientifica. Che il vostro interesse sia guidato da necessità mediche, desiderio di perdere peso o semplicemente dalla curiosità di provare un nuovo stile di vita alimentare, comprendere le sue origini e i principi vi aiuterà a navigare le sue sfide e a massimizzare i suoi benefici. Con la giusta preparazione e conoscenza, la dieta chetogenica può essere un cambiamento potente e trasformativo nel vostro percorso verso una vita più sana.

1.2 Principi Biochimici

Nel cuore della dieta chetogenica si trova un processo biochimico affascinante chiamato ketosi. Questo capitolo esplorerà in modo approfondito come il vostro corpo trasforma i grassi in chetoni, e come questa trasformazione impatta tutto, dal metabolismo energetico alla funzione cerebrale. Conoscere i principi biochimici dietro la dieta chetogenica non solo vi aiuterà a capire perché funziona in modo così efficace, ma vi darà anche gli strumenti per ottimizzare la vostra pratica di questo stile alimentare.

Che Cos'è la Ketosi?

Per comprendere la dieta chetogenica, è essenziale partire dalla ketosi, lo stato metabolico al centro di questa dieta. Normalmente, il corpo umano utilizza il glucosio come principale fonte di energia, che deriva dai carboidrati consumati e viene immagazzinato nei muscoli e nel fegato sotto forma di glicogeno. Quando riduciamo drasticamente il nostro apporto di carboidrati, le riserve di glicogeno si esauriscono rapidamente, costringendo il corpo a cercare un'alternativa energetica.

In assenza di glucosio sufficiente, il fegato inizia a convertire i grassi, sia quelli assunti con l'alimentazione sia quelli immagazzinati nel corpo, in acidi grassi e corpi chetonici. Questi corpi chetonici servono come una fonte di energia alternativa, soprattutto per il cervello, un organo che consuma grandi quantità di energia e che normalmente dipende quasi esclusivamente dal glucosio.

La Biochimica della Ketosi

Il processo di ketosi inizia quando il fegato decompone i grassi in acidi grassi e glicerolo, che vengono poi ulteriormente trasformati in tre tipi principali di corpi chetonici: acetone, acetoacetato e beta-idrossibutirrato (BHB). Questo percorso metabolico non è soltanto una semplice risposta alla mancanza di carboidrati, ma una sofisticata riconfigurazione del metabolismo che favorisce una maggiore efficienza energetica e una serie di benefici per la salute.

Effetti della Ketosi sul Corpo

Entrare in stato di ketosi ha effetti profondi su molteplici sistemi del corpo:

- **Efficienza Energetica**: I corpi chetonici sono una fonte di energia molto efficiente, e il loro utilizzo da parte del cervello e di altri tessuti vitali può migliorare la funzionalità cognitiva e aumentare i livelli di energia.

- **Perdita di Peso**: La ketosi facilita la perdita di peso non solo attraverso l'utilizzo dei grassi corporei come fonte energetica, ma anche riducendo l'appetito. Ciò avviene attraverso la modulazione degli ormoni della fame, come la grelina e il peptide YY.

- **Salute Metabolica**: Seguire una dieta chetogenica può migliorare significativamente i marcatori della salute metabolica, riducendo i livelli di zuccheri nel sangue, aumentando la sensibilità all'insulina e potenzialmente riducendo il rischio di sviluppare diabete di tipo 2.

- **Effetti Antinfiammatori**: I corpi chetonici hanno proprietà antinfiammatorie, che possono contribuire a ridurre l'infiammazione sistemica e migliorare le condizioni associate a processi infiammatori cronici.

Adattamento alla Ketosi: Una Transizione Fisiologica

L'adattamento alla ketosi è un processo fisiologico che richiede tempo e pazienza. Inizialmente, molte persone possono sperimentare sintomi come stanchezza, mal di testa e irritabilità, comunemente noti come "influenza chetogenica". Tuttavia, questi sintomi tendono a diminuire man mano che il corpo diventa più efficiente nel produrre e utilizzare i corpi chetonici.

Per facilitare questa transizione e minimizzare i sintomi, è importante mantenere un'adeguata idratazione, bilanciare l'assunzione di elettroliti come sodio, potassio e magnesio, e regolare l'apporto di grassi e proteine per supportare il metabolismo dei corpi chetonici.

Conclusioni

La comprensione dei principi biochimici alla base della dieta chetogenica non solo vi consente di apprezzare la potenza di questo approccio alimentare, ma vi fornisce anche la base per sfruttarlo al meglio. Attraverso una rigorosa adesione ai principi della ketosi e un'attenta gestione della dieta, potete trasformare il vostro corpo in una macchina bruciagrassi, migliorando al contempo la vostra salute generale e il benessere. Con questo capitolo come vostro punto di riferimento, siete meglio equipaggiati per intraprendere il vostro viaggio nella dieta chetogenica con fiducia e conoscenza.

1.3 Benefici Scientificamente Provati

Nel corso degli anni, la dieta chetogenica ha guadagnato notorietà non solo come strumento efficace per la perdita di peso, ma anche come un mezzo potenziale per migliorare una vasta gamma di condizioni di salute. Questo sottocapitolo esplora i benefici scientificamente provati della dieta chetogenica, offrendo uno sguardo dettagliato su come questo regime alimentare possa influenzare positivamente il corpo e la mente. Attraverso una disamina approfondita delle ricerche e degli studi clinici, il lettore sarà in grado di comprendere e valutare l'efficacia della dieta chetogenica oltre la semplice riduzione del peso corporeo.

1. Gestione del Peso e Metabolismo

Uno dei benefici più celebri della dieta chetogenica è la sua capacità di facilitare una rapida perdita di peso. Diversamente dalle diete tradizionali a basso contenuto calorico, la dieta chetogenica non si basa solamente sulla restrizione calorica, ma modifica il substrato energetico utilizzato dal corpo, promuovendo una maggiore e più sostenibile perdita di peso. Le ricerche indicano che entrando in uno stato di ketosi, il corpo diventa molto più efficiente nel metabolizzare i grassi per produrre energia, riducendo così le riserve di grasso corporeo.

Uno studio pubblicato nel "Journal of Nutrition and Metabolism" ha dimostrato che i partecipanti a una dieta chetogenica perdono più peso rispetto a quelli a una dieta a basso contenuto di grassi, anche quando l'apporto calorico è simile tra i due gruppi. Questo è attribuito in parte alla riduzione dell'appetito che accompagna spesso la ketosi, grazie alla stabilizzazione dei livelli di glicemia e alla riduzione degli sbalzi insulinici.

2. Miglioramento della Salute Cardiovascolare

Contrariamente a quanto si potrebbe pensare, data l'alta assunzione di grassi, la dieta chetogenica ha mostrato potenziali benefici per la salute cardiovascolare. Studi hanno osservato miglioramenti nei profili lipidici, inclusa una diminuzione dei livelli di trigliceridi, un aumento del colesterolo HDL (il "buono") e una riduzione del colesterolo LDL (il "cattivo"), quando la dieta è ben bilanciata in termini di assunzione di grassi sani.

Inoltre, la perdita di peso associata alla dieta chetogenica può contribuire a ridurre la pressione arteriosa, un altro fattore di rischio significativo per le malattie cardiovascolari. Un'analisi pubblicata su "The American Journal of Clinical Nutrition" ha rivelato che la dieta chetogenica può essere più efficace delle diete a basso contenuto di grassi nel migliorare la pressione sanguigna.

3. Effetti Neuroprotettivi e Trattamento dell'Epilessia

La dieta chetogenica è stata originariamente sviluppata come trattamento per l'epilessia nei bambini che non rispondevano ai farmaci anticonvulsivanti. La ketosi è associata a un calo significativo della frequenza delle convulsioni, e questo effetto benefico è stato confermato in numerosi studi clinici.

Oltre al trattamento dell'epilessia, ricerche recenti suggeriscono che la dieta chetogenica potrebbe avere effetti neuroprotettivi che potrebbero essere utili nel trattamento o nella prevenzione di altre condizioni neurologiche, come la malattia di Alzheimer, il morbo di Parkinson e il disturbo da stress post-traumatico. Questi benefici sono pensati per derivare dalla capacità dei corpi chetonici di ridurre l'infiammazione cerebrale e di fornire un'energia più efficiente per le cellule cerebrali.

4. Potenziali Benefici nel Trattamento del Diabete Tipo 2

La dieta chetogenica può essere particolarmente vantaggiosa per le persone con diabete tipo 2, una condizione caratterizzata da insulino-resistenza e alti livelli di zucchero nel sangue. Attraverso la riduzione dell'assunzione di carboidrati, la dieta chetogenica riduce la necessità di insulina e la produzione di glucosio nel fegato, migliorando la sensibilità all'insulina e favorendo una maggiore stabilità dei livelli di glucosio nel sangue.

Studi hanno mostrato che i pazienti diabetici che seguono una dieta chetogenica possono ridurre o talvolta eliminare la necessità di farmaci per il diabete, con alcuni raggiungendo una "remissione" della malattia, caratterizzata da livelli di glucosio nel sangue entro il range normale senza l'uso di farmaci.

5. Miglioramento della Salute Generale e del Benessere

Al di là degli effetti sulla composizione corporea e sulle condizioni mediche specifiche, molti seguaci della dieta chetogenica riferiscono miglioramenti generali nel benessere, tra cui maggiore energia, miglioramento della chiarezza mentale, miglior sonno e una pelle più sana. Anche se questi benefici sono soggettivi e variano da persona a persona, sono supportati da aneddoti e una crescente base di ricerca che suggerisce che una dieta chetogenica può ridurre l'infiammazione sistemica, un contributore noto a molte malattie croniche e a una diminuita qualità della vita.

Conclusione

I benefici della dieta chetogenica sono vasti e supportati da una crescente base di ricerca scientifica. Questo regime alimentare non solo offre un metodo efficace per perdere peso e migliorare la composizione corporea, ma offre anche potenziali miglioramenti nella gestione di varie condizioni patologiche, migliorando significativamente la qualità della vita di molte persone. Con una comprensione approfondita dei suoi benefici scientificamente provati, siete meglio preparati a valutare se questa dieta potrebbe essere adatta per voi e come potrebbe essere integrata nel vostro stile di vita per ottenere i massimi vantaggi.

1.4 Rischi e Considerazioni

Nonostante i numerosi benefici della dieta chetogenica, è essenziale affrontare questa strategia alimentare con una comprensione equilibrata delle potenziali sfide e dei rischi associati. Questo sottocapitolo esamina le considerazioni critiche e le precauzioni necessarie per coloro che desiderano adottare la dieta chetogenica, assicurando che sia seguita in modo sicuro ed efficace. Questa analisi dettagliata aiuterà i lettori a prendere decisioni informate e a minimizzare eventuali effetti collaterali negativi mentre perseguono i loro obiettivi di salute e benessere.

1. La Necessità di Supervisione Medica

Prima di intraprendere la dieta chetogenica, è fondamentale consultare un medico o un dietologo, specialmente per individui con condizioni mediche preesistenti come diabete, malattie cardiache o disturbi alimentari. La transizione a un'alimentazione molto bassa in carboidrati può richiedere un aggiustamento dei farmaci, in particolare per i diabetici che usano insulina, poiché la dieta chetogenica riduce significativamente il bisogno di insulina. Una supervisione professionale garantirà che la dieta sia personalizzata per soddisfare le esigenze nutrizionali e le condizioni di salute del singolo, riducendo il rischio di complicazioni.

2. La Keto Flu e Altri Effetti Collaterali

Uno dei fenomeni più comuni nei primi stadi della dieta chetogenica è la "keto flu", un insieme di sintomi che possono includere affaticamento, mal di testa, irritabilità, stitichezza, e crampi muscolari. Questi sintomi sono generalmente temporanei e si risolvono da soli man mano che il corpo si adatta al metabolismo dei grassi. Per mitigare questi effetti, è importante mantenere un'adeguata idratazione e un equilibrio elettrolitico, integrando alimenti ricchi di potassio, magnesio e sodio nella dieta.

3. Nutrienti Mancanti e Supplementi

La dieta chetogenica limita o esclude alcuni gruppi alimentari, il che può portare a potenziali carenze nutrizionali se non gestita correttamente. Nutrienti come le fibre, vitamine del gruppo B e alcuni minerali trovati prevalentemente in frutta, verdura e cereali integrali possono essere carenti. È essenziale che la dieta sia ben pianificata, includendo una varietà di alimenti permessi che siano nutrienti-densi per compensare queste restrizioni. In alcuni casi, può essere necessario l'uso di integratori, come la vitamina D, l'omega-3 e il magnesio, per assicurare un'integrazione nutrizionale completa.

4. Rischi a Lungo Termine e Sostenibilità

Mentre la dieta chetogenica può offrire benefici significativi a breve termine, gli effetti a lungo termine sono ancora oggetto di studio. Alcuni esperti sollevano preoccupazioni riguardo la sostenibilità a lungo termine e i potenziali rischi per la salute, come l'aumento del colesterolo, problemi renali dovuti a un eccessivo consumo di proteine e possibile stress sul fegato. Inoltre, il rigido regime di questa dieta può essere difficile da mantenere a lungo termine, portando a possibili episodi di "yo-yo dieting", che può essere dannoso per il metabolismo.

5. Considerazioni Psicologiche e Sociali

Adottare una dieta chetogenica può anche avere implicazioni psicologiche e sociali. La restrizione di gruppi alimentari interi può portare a un senso di isolamento sociale durante pasti condivisi o eventi. Inoltre, il rischio di sviluppare un rapporto malsano con il cibo e comportamenti alimentari ossessivi non è trascurabile. È importante mantenere un approccio equilibrato e flessibile, evitando l'estremismo dietetico e promuovendo un rapporto sano con il cibo.

6. Adattamenti per Gruppi Specifici

Infine, è essenziale considerare che la dieta chetogenica non è adatta per tutti. Gruppi specifici, come le donne in gravidanza, gli atleti ad alta performance, i giovani in crescita, o individui con determinate condizioni mediche, possono richiedere un approccio nutrizionale più personalizzato e meno restrittivo. La chiave è personalizzare la dieta in base alle esigenze individuali, monitorando costantemente gli effetti e adattando il regime alimentare di conseguenza.

Conclusione

In conclusione, mentre la dieta chetogenica offre molti benefici potenziali, viene anche con una serie di sfide e considerazioni. Una comprensione completa dei rischi associati è vitale per garantire che chi sceglie di seguire questa dieta possa farlo in modo sicuro ed efficace. Armarsi di conoscenza, preparazione adeguata e supporto professionale sono essenziali per sfruttare i vantaggi della dieta chetogenica, minimizzando i rischi e promuovendo un benessere duraturo.

1.5 Miti e Misconcezioni

La dieta chetogenica, nonostante sia scientificamente supportata e popolarmente seguita, è spesso circondata da una nuvola di miti e misconcezioni. Questo sottocapitolo si propone di sfatare questi miti, offrendo chiarimenti basati sulla ricerca e facendo luce sulla realtà della dieta chetogenica. Capire cosa è vero e cosa non lo è può aiutare i lettori a prendere decisioni informate e a mantenere aspettative realistiche mentre esplorano questa strategia alimentare.

1. Mito: La Dieta Chetogenica È Principalmente Una Dieta "Ad Alto Contenuto di Proteine"

Uno dei malintesi più comuni riguarda la composizione della dieta chetogenica. Spesso viene descritta come una dieta ad alto contenuto di proteine, ma in realtà, è una dieta ad alto contenuto di grassi e moderata in proteine. La distinzione è cruciale perché un eccesso di proteine può effettivamente uscire dalla ketosi, dato che il corpo può convertire gli aminoacidi in glucosio attraverso un processo chiamato gluconeogenesi. Idealmente, nella dieta chetogenica, circa il 70-80% delle calorie giornaliere dovrebbero provenire dai grassi, mentre solo il 20-25% dalle proteine, e il 5-10% dai carboidrati.

2. Mito: La Dieta Chetogenica È Dannosa per il Cuore

Data l'elevata assunzione di grassi, molti ritengono che la dieta chetogenica possa aumentare il rischio di malattie cardiache. Tuttavia, numerosi studi hanno dimostrato che quando i grassi consumati sono principalmente monoinsaturi e polinsaturi (come quelli trovati nell'olio d'oliva, nei pesci grassi, e nelle noci), la dieta può effettivamente migliorare il profilo lipidico riducendo i trigliceridi e aumentando il colesterolo HDL (il cosiddetto "colesterolo buono"). Inoltre, può ridurre i livelli di colesterolo LDL (il "colesterolo cattivo") se accompagnata da un adeguato apporto di fibra.

3. Mito: La Dieta Chetogenica È Noiosa e Limitante

Molti ritengono che seguire una dieta chetogenica significhi mangiare solo carne e poche verdure verdi, ma questa è una visione estremamente limitata. In realtà, la dieta chetogenica può essere incredibilmente varia e deliziosa, incorporando una vasta gamma di grassi salutari, proteine, e carboidrati non amidacei. Alimenti come avocado, semi, noci, pesce grasso, carni di qualità, formaggi, e un'abbondanza di verdure a foglia verde possono creare un piano alimentare sia nutriente che soddisfacente.

4. Mito: La Dieta Chetogenica Produce Perdita di Muscoli

La preoccupazione per la perdita di massa muscolare è frequente nei dibattiti sulla dieta chetogenica, specialmente tra gli atleti. Tuttavia, se la dieta è ben bilanciata e include un'adeguata assunzione di proteine, non solo non causa perdita di massa muscolare, ma può effettivamente supportare la conservazione della massa muscolare, soprattutto in un contesto di riduzione calorica. La chiave è consumare abbastanza proteine per supportare la sintesi dei muscoli e bilanciare l'assunzione calorica con le necessità energetiche del corpo.

5. Mito: La Dieta Chetogenica È Una Soluzione Rapida per la Perdita di Peso

Molti si avvicinano alla dieta chetogenica come una soluzione veloce per la perdita di peso. Sebbene possa indurre una perdita di peso rapida, particolarmente all'inizio a causa della perdita di liquidi, una gestione efficace del peso richiede un impegno a lungo termine e modifiche sostenibili dello stile di vita. Inoltre, la dieta chetogenica non è solo un metodo per perdere peso, ma un cambio alimentare che può migliorare complessivamente la salute e il benessere se seguito correttamente.

6. Mito: La Dieta Chetogenica È Adatta a Tutti

Nonostante i suoi molti vantaggi, la dieta chetogenica non è adatta a tutti. Condizioni come le malattie del pancreas, del fegato, della tiroide, o disturbi alimentari possono complicare o rendere inadatta questa dieta. È fondamentale, quindi, consultare un professionista della salute prima di iniziare la dieta chetogenica, specialmente per individui con condizioni di salute preesistenti.

Conclusione

Sfatare questi miti è essenziale per approcciare la dieta chetogenica con una mentalità informata e realistica. Capire i fatti vi aiuterà a navigare meglio i potenziali benefici e sfide, e a integrare questo potente strumento dietetico nel vostro piano di salute e benessere a lungo termine. Con il giusto approccio e le giuste conoscenze, la dieta chetogenica può diventare una parte equilibrata e piacevole della vostra vita, contribuendo a raggiungere e mantenere i vostri obiettivi di salute.

Capitolo 2: Pianificazione e Implementazione

2.1 Valutazione Personale

Prima di iniziare qualsiasi nuova dieta, specialmente una così specifica come la dieta chetogenica, è fondamentale valutare accuratamente se questa scelta sia adatta alle vostre esigenze personali, al vostro stato di salute e al vostro stile di vita. Questo sottocapitolo guiderà i lettori attraverso un processo di valutazione personale dettagliato, esaminando vari aspetti che possono influenzare l'esperienza con la dieta chetogenica. Comprendere le vostre esigenze individuali vi aiuterà a personalizzare l'approccio chetogenico per massimizzarne i benefici e minimizzare i rischi.

1. Analisi dello Stato di Salute Attuale

Il primo passo nella valutazione personale è un esame onesto e completo del vostro stato di salute attuale. Questo include la considerazione di eventuali condizioni mediche preesistenti come diabete, malattie cardiache, ipertensione, problemi renali o disordini metabolici. Per coloro con condizioni croniche, è essenziale consultare un medico prima di iniziare la dieta chetogenica. Anche fattori come l'età, il peso attuale e la storia di salute familiare dovrebbero essere presi in considerazione, poiché possono influenzare la reazione del corpo alla dieta chetogenica e il tipo di monitoraggio necessario.

2. Obiettivi di Salute e Benessere

Delineare chiaramente i vostri obiettivi di salute e benessere può aiutarvi a determinare se la dieta chetogenica è il percorso giusto per voi. Gli obiettivi possono variare dall'abbassamento del livello di glucosio nel sangue, al miglioramento del profilo lipidico, alla perdita di peso, o semplicemente al desiderio di aumentare i livelli di energia e migliorare il benessere generale. Definire questi obiettivi non solo vi aiuta a rimanere motivati ma offre anche un parametro chiaro contro cui misurare il successo della dieta.

3. Stile di Vita e Preferenze Alimentari

Il successo a lungo termine con la dieta chetogenica dipende in gran parte dalla sua compatibilità con il vostro stile di vita. Considerazioni come il tempo disponibile per preparare i pasti, le preferenze alimentari, e la vita sociale possono tutti influenzare la vostra capacità di aderire alla dieta. Ad esempio, se non vi piacciono i grassi o le proteine ad alto contenuto di grassi, o se seguite una dieta prevalentemente vegetale, potreste trovare la dieta chetogenica particolarmente sfidante.

4. Capacità di Adattamento e Gestione del Cambiamento

Valutare la vostra capacità di adattamento e la reazione al cambiamento è vitale. La transizione a una dieta chetogenica può essere drastica e richiede un significativo adattamento sia fisico che psicologico. Alcune persone possono sperimentare effetti collaterali come la "keto flu" nelle prime fasi, che può testare la loro resilienza e impegno. Comprendere e prepararsi a queste sfide può aiutare a gestire le aspettative e a sviluppare strategie per superare gli ostacoli.

5. Supporto e Risorse Disponibili

Infine, valutare il livello di supporto e le risorse disponibili può essere un fattore critico nel determinare il vostro successo. Questo include il supporto da parte di familiari e amici, l'accesso a consulenti nutrizionali o gruppi di supporto, e la disponibilità di risorse educative e culinarie. Avere un solido sistema di supporto può fornire l'incoraggiamento necessario nei momenti difficili e aiutare a mantenere la motivazione.

Conclusione

Completare una valutazione personale prima di iniziare la dieta chetogenica è un passo essenziale che non dovrebbe essere trascurato. Questa fase preparatoria non solo garantisce che la dieta chetogenica sia una scelta appropriata per voi ma vi prepara anche al successo, fornendovi le conoscenze e le risorse necessarie per navigare questo cambiamento alimentare. Attraverso una comprensione profonda delle vostre esigenze personali, potete personalizzare l'approccio chetogenico per sfruttare al meglio i suoi numerosi benefici, riducendo al contempo i rischi e gli effetti collaterali. Approcciate questa transizione con cura, attenzione e supporto informato, e scoprite come la dieta chetogenica può essere integrata efficacemente nella vostra vita per migliorare la salute e il benessere generale.

2.2: Impostazione degli Obiettivi Realistici

Intraprendere la dieta chetogenica può rappresentare un cambiamento significativo nel vostro stile di vita, e come per ogni grande cambiamento, il successo inizia con l'impostazione di obiettivi chiari e realistici. Questo sottocapitolo è dedicato a guidarvi nel processo di definizione di obiettivi realistici e raggiungibili che non solo migliorano le vostre possibilità di successo con la dieta chetogenica ma anche aumentano la vostra motivazione e soddisfazione lungo il percorso.

1. Comprendere l'Importanza degli Obiettivi Realistici

Impostare obiettivi realistici è cruciale per qualsiasi percorso di trasformazione personale. Gli obiettivi realistici vi aiutano a mantenere la motivazione, forniscono una chiara direzione e facilitano la misurazione del progresso. Nell'ambito della dieta chetogenica, questo significa stabilire obiettivi che sono adattabili alle vostre condizioni fisiche, al vostro stile di vita, e alle vostre esigenze nutrizionali, evitando aspettative irrealistiche che possono portare a delusioni e scoraggiamento.

2. Definizione di Obiettivi SMART

Una strategia efficace per l'impostazione degli obiettivi è l'utilizzo del criterio SMART, che sta per Specifici, Misurabili, Attuabili, Rilevanti e Temporalmente definiti. Applicare questo schema agli obiettivi legati alla dieta chetogenica può strutturare il vostro approccio in modo più efficace:

- **Specifici**: Gli obiettivi devono essere chiari e precisi. Invece di dire "Voglio perdere peso", specificate "Voglio perdere 10 kg in 6 mesi".

- **Misurabili**: Dovreste essere in grado di misurare il progresso verso il vostro obiettivo. Se il vostro obiettivo è ridurre il girovita, decidete come e quando misurerete questa riduzione.

- **Attuabili**: Assicuratevi che gli obiettivi siano realistici e raggiungibili con le risorse e il tempo a vostra disposizione.

- **Rilevanti**: Gli obiettivi devono essere importanti per voi e devono riflettere i vostri valori e le vostre aspirazioni maggiori.

- **Temporalmente definiti**: Stabilite una scadenza per raggiungere i vostri obiettivi. Questo aumenta il senso di urgenza e può aiutarvi a rimanere concentrati.

3. Obiettivi a Breve e Lungo Termine

Distinguere tra obiettivi a breve e lungo termine può aiutarvi a costruire una roadmap per il successo. Gli obiettivi a breve termine servono come pietre miliari che portano a più significativi obiettivi a lungo termine. Ad esempio, un obiettivo a breve termine potrebbe essere "seguire la dieta chetogenica senza eccezioni per un mese", mentre un obiettivo a lungo termine potrebbe essere "migliorare i miei indicatori di salute, come il livello di colesterolo e la pressione sanguigna, entro un anno".

4. Considerazioni Nutrizionali e di Stile di Vita

Nell'impostare gli obiettivi, considerate le vostre esigenze nutrizionali e il vostro stile di vita. Se viaggiate frequentemente o avete un lavoro socialmente impegnativo, potrebbe essere necessario adattare la dieta chetogenica per renderla sostenibile. Inoltre, valutate la vostra capacità di mantenere una dieta ricca di grassi e moderata in proteine a lungo termine, e considerate se avrete bisogno di supporto esterno, come quello di un dietologo o di un gruppo di supporto.

5. Monitoraggio e Valutazione

Una volta definiti gli obiettivi, è essenziale monitorare regolarmente i progressi e fare valutazioni periodiche. Questo può includere il tenere un diario alimentare, fare check-up medici regolari, o utilizzare app di monitoraggio fitness e alimentazione. La valutazione regolare non solo vi aiuta a rimanere in pista ma può anche fornire informazioni preziose quando è necessario fare aggiustamenti ai vostri obiettivi o alla vostra strategia alimentare.

Conclusione

Impostare obiettivi realistici è un componente fondamentale nel vostro viaggio con la dieta chetogenica. Prendendovi il tempo per riflettere su cosa volete raggiungere e come, potete aumentare significativamente le vostre possibilità di successo e soddisfazione. Ricordate, la chiave è l'equilibrio e la sostenibilità, che non solo vi aiuteranno a raggiungere i vostri obiettivi ma anche a mantenere i benefici a lungo termine per la vostra salute e benessere.

2.3 Preparazione della Dispensa

1. Pulizia della Dispensa: Rimozione degli Alimenti non Cheto

L'adozione di una dieta chetogenica inizia con la trasformazione del vostro ambiente alimentare, il che significa rimuovere gli alimenti che non sono compatibili con questo stile di vita. Questo processo va oltre il semplice sgombero dello spazio; si tratta di un passo fondamentale per evitare tentazioni e garantire che il percorso verso la ketosi non sia ostacolato da scelte alimentari inadatte.

La pulizia della dispensa dovrebbe concentrarsi sull'eliminazione di tutti i prodotti ricchi di carboidrati. Questi includono:

- **Prodotti da Forno**: Pane, biscotti, crackers, cereali, e qualsiasi prodotto che contenga farine raffinate o integrali. Anche i prodotti "senza zucchero" dovrebbero essere valutati attentamente per il loro contenuto di carboidrati netti.

- **Dolci e Snack Zuccherati**: Caramelle, cioccolato non chetogenico, gelati, e altri dolci sono chiaramente incompatibili con la dieta chetogenica.

- **Legumi e Cereali**: Fagioli, lenticchie, piselli, riso, quinoa e simili, nonostante siano nutrienti, sono troppo ricchi di carboidrati per la dieta chetogenica.

- **Frutta ad Alto Contenuto di Zuccheri**: La maggior parte della frutta fresca deve essere limitata; frutti come banane, mele e arance accumulano zuccheri che possono interrompere la ketosi.

- **Bevande Zuccherate e Alcoliche**: Sodas, succhi di frutta, birra e bevande miste che contengono zuccheri o carboidrati devono essere eliminati.

Questo passaggio non solo riduce la tentazione ma riafferma anche il vostro impegno verso un cambiamento significativo nello stile di vita, predisponendo la mente e il corpo a un nuovo modo di nutrirsi.

2. La Dispensa Ideale Chetogenica: Cosa Accumulare

Una volta che lo spazio è stato liberato da alimenti non adatti, è il momento di rifornire la dispensa con prodotti che supportano e nutrono il vostro corpo in conformità con la dieta chetogenica. Questo implica un'attenta selezione di alimenti che promuovano la produzione di corpi chetonici, mantenendo allo stesso tempo un'alimentazione equilibrata e nutriente. Ecco cosa dovrebbe contenere una dispensa chetogenica ideale:

- **Grassi Sani**: Una varietà di oli di alta qualità, come l'olio di oliva extra vergine, l'olio di cocco e l'olio di avocado, dovrebbe essere sempre disponibile per cucinare e condire. Altri grassi salutari includono il burro di qualità (preferibilmente biologico o da pascolo), il ghee e grassi animali come il lardo o lo strutto, se conformi alle vostre preferenze etiche e dietetiche.

- **Proteine di Alta Qualità**: Scegliete fonti di proteine come carni biologiche non trasformate, pesce pescato in modo sostenibile e uova da allevamenti a terra. Queste proteine non solo supportano la manutenzione della massa muscolare ma sono anche essenziali per il benessere generale.

- **Latticini**: Se tollerati, i latticini interi come il formaggio, lo yogurt greco e la panna possono essere inclusi. Preferite sempre le versioni a più alto contenuto di grassi e più basse in carboidrati, e monitorate come questi alimenti influenzano la vostra progressione verso la ketosi.

- **Noci e Semi**: Mandorle, noci pecan, macadamie, semi di chia e semi di lino sono eccellenti fonti di grassi e fibre. Possono essere consumati come snack o usati come ingredienti in ricette chetogeniche.

- **Verdure a Basso Contenuto di Carboidrati**: Riempite il vostro frigorifero e la dispensa con verdure come spinaci, kale, cavolfiore, broccoli e zucchine. Queste verdure forniscono fibre, vitamine e minerali essenziali senza caricare la dieta di carboidrati eccessivi.

- **Condimenti e Spezie**: Aromatizzate i vostri piatti con una varietà di erbe e spezie. Condimenti come la salsa di soia a basso contenuto di carboidrati, il condimento ranch chetogenico e la maionese fatta in casa possono aggiungere sapore senza aggiungere carboidrati non necessari.

Rifornire la vostra dispensa con questi alimenti non solo vi preparerà per il successo nella dieta chetogenica ma renderà anche il processo di preparazione dei pasti più semplice e più piacevole. Con una dispensa ben pianificata, potrete sperimentare con nuove ricette chetogeniche, mantenendo il vostro impegno verso una nutrizione ottimale e una salute migliorata.

3. Suggerimenti per l'Organizzazione della Cucina

Una cucina ben organizzata può semplificare enormemente il processo di preparazione dei pasti chetogenici. Considerate l'uso di contenitori trasparenti per i vostri ingredienti secchi, come noci e semi, per rendere facile vedere ciò che avete e cosa potrebbe scarseggiare. Organizzare il frigorifero per gruppi alimentari può anche aiutare a mantenere tutto accessibile e visibile, riducendo così lo spreco di cibo e il tempo speso a cercare gli ingredienti necessari.

4. Considerazioni per Acquisti Intelligenti e Sostenibili

Quando acquistate alimenti per la vostra dispensa chetogenica, è importante considerare la qualità e la sostenibilità. Optate per alimenti biologici, locali e di stagione quando possibile, per massimizzare i benefici nutrizionali e supportare le pratiche di agricoltura sostenibile. Inoltre, pianificate i pasti in anticipo per evitare acquisti impulsivi che potrebbero non essere in linea con i principi della dieta chetogenica.

Conclusione

Preparare la vostra cucina per la dieta chetogenica con una dispensa ben fornita e organizzata è un passo cruciale verso il successo. Con gli alimenti giusti a portata di mano e un ambiente cucina che supporta il vostro stile di vita chetogenico, sarete ben equipaggiati per gustare deliziosi e nutritivi pasti che non solo soddisfano il palato ma anche promuovono una salute ottimale. Questo approccio proattivo non solo facilita l'aderenza alla dieta ma rende anche il processo più piacevole e meno stressante.

2.4 Supplementi Necessari

Mentre la dieta chetogenica offre numerosi benefici per la salute, la sua natura restrittiva può talvolta portare a carenze nutrizionali se non gestita correttamente. È essenziale integrare la dieta con specifici supplementi per assicurare che tutte le vostre esigenze nutrizionali siano soddisfatte. Questo sottocapitolo esplora in dettaglio i supplementi raccomandati per chi segue una dieta chetogenica, con un'enfasi particolare sugli elettroliti e le vitamine necessarie per mantenere il corpo funzionante al meglio.

1. Importanza dei Supplementi nella Dieta Chetogenica

La restrizione di carboidrati a livelli molto bassi, tipica della dieta chetogenica, può ridurre l'assunzione di alcuni nutrienti essenziali, specialmente se la dieta non è ben pianificata. Gli alimenti ricchi di carboidrati che vengono eliminati o fortemente limitati, come frutta, legumi e alcuni cereali integrali, sono spesso importanti fonti di vitamine, minerali e fibre. La supplementazione diventa quindi cruciale per prevenire carenze nutrizionali che potrebbero altrimenti compromettere la salute e il benessere generale.

2. Elettroliti: Gestione dell'Equilibrio Idrico e Funzione Muscolare

Una delle sfide più comuni che le persone incontrano all'inizio della dieta chetogenica è l'equilibrio degli elettroliti. I cambiamenti metabolici che avvengono quando il corpo entra in ketosi possono causare una rapida perdita di sodio, potassio e magnesio. Questo fenomeno è spesso responsabile della "keto flu", caratterizzata da sintomi come affaticamento, mal di testa, crampi muscolari e irritabilità. Per mitigare questi effetti e garantire il corretto funzionamento muscolare e nervoso, è essenziale integrare la dieta con i seguenti elettroliti:

- **Sodio**: La perdita di sodio è significativa nei primi stadi della ketosi. Integrare con 2-5 grammi di sodio al giorno può aiutare a mantenere l'equilibrio idrico e prevenire la keto flu.

- **Potassio**: Fondamentale per la funzione muscolare e nervosa, la supplementazione di potassio aiuta a prevenire crampi e a mantenere la salute cardiovascolare. Un'integrazione di 1000-3500 mg al giorno è generalmente sicura, ma è importante non eccessiva senza supervisione medica a causa dei rischi associati al sovradosaggio di potassio.

- **Magnesio**: Il magnesio supporta centinaia di reazioni biochimiche nel corpo e può aiutare a migliorare il sonno e ridurre i crampi muscolari. Un'integrazione di circa 300-500 mg al giorno è raccomandata.

3. Vitamine e Altri Nutrienti Essenziali

La supplementazione con vitamine e altri nutrienti è vitale per colmare le lacune nutrizionali che possono emergere in una dieta chetogenica. Ecco alcune delle vitamine e dei supplementi più importanti da considerare:

- **Vitamina D**: Molte persone, indipendentemente dalla dieta, hanno carenze di vitamina D. Essenziale per la salute delle ossa, il sistema immunitario e molteplici funzioni metaboliche, la vitamina D può essere assunta tramite supplemento, soprattutto nei mesi invernali o in aree con limitata esposizione solare.

- **Omega-3 Acidi Grassi**: Gli acidi grassi omega-3 EPA e DHA sono cruciali per la salute del cuore, del cervello e dell'infiammazione. Supplementi di olio di pesce o di alghe possono aiutare a bilanciare il rapporto tra acidi grassi omega-3 e omega-6, spesso sbilanciato nelle diete occidentali.

- **Fibra**: Considerando che molte fonti comuni di fibra sono limitate su una dieta chetogenica, integrare con un supplemento di fibra può aiutare a mantenere la salute digestiva e prevenire problemi come la stitichezza. Fibre come psyllium husk, lino macinato o chia possono essere integrate per assicurare un adeguato apporto giornaliero.

- **Complessi Multivitaminici e Minerali**: Anche se non è ideale affidarsi esclusivamente ai supplementi per ottenere i nutrienti necessari, un multivitaminico di alta qualità può fungere da rete di sicurezza, fornendo vitamine e minerali che potrebbero mancare in una dieta chetogenica. Assicuratevi che il multivitaminico scelto non contenga zuccheri aggiunti o carboidrati inutili.

4. Strategie di Supplementazione Personalizzate

Ogni individuo è unico, e anche le esigenze nutrizionali possono variare notevolmente. Considerate di lavorare con un dietista o un nutrizionista, specialmente uno che ha esperienza con la dieta chetogenica, per sviluppare un piano di supplementazione personalizzato. Ciò è particolarmente importante per coloro che hanno condizioni mediche preesistenti, che assumono farmaci a lungo termine, o hanno esigenze nutrizionali specifiche, come le donne incinte o chi è in fase di allattamento.

5. Monitoraggio e Aggiustamenti

Iniziare un regime di supplementazione richiede monitoraggio e possibili aggiustamenti. Ascoltare il proprio corpo e osservare come risponde ai supplementi è essenziale. Ad esempio, se avvertite disturbi digestivi con un nuovo supplemento di fibra, potrebbe essere necessario regolarne la dose o provare un tipo diverso. Analogamente, la supplementazione di elettroliti deve essere adattata se si verificano cambiamenti nella frequenza cardiaca, nella pressione sanguigna o in altri indicatori di salute.

6. Precauzioni nella Supplementazione

Mentre i supplementi possono svolgere un ruolo cruciale nel supportare una dieta chetogenica, è importante usarli saggiamente. La sovra-supplementazione può portare a effetti collaterali negativi e, in alcuni casi, può essere pericolosa. Per esempio, un eccesso di vitamina D o di potassio può avere gravi ripercussioni sulla salute. Sempre discutere qualsiasi nuovo regime di supplementazione con un professionista sanitario per assicurarsi che sia sicuro e appropriato per le vostre specifiche esigenze di salute.

7. Integrare la Dieta con Cibi Naturalmente Ricchi di Nutrienti

Infine, mentre la supplementazione è importante, l'obiettivo principale dovrebbe sempre rimanere su una dieta ben bilanciata e ricca di nutrienti. Concentrarsi su alimenti integrali che sono naturalmente ricchi di nutrienti necessari può ridurre la dipendenza dai supplementi. Alimenti come avocado per i grassi e potassio, semi di chia per fibre e omega-3, e verdure a foglia verde per una vasta gamma di vitamine e minerali, possono e dovrebbero costituire la base della vostra alimentazione quotidiana.

Conclusione

Incorporare i supplementi giusti nella vostra dieta chetogenica è un passo essenziale per garantire che riceviate tutti i nutrienti essenziali necessari per il benessere a lungo termine. Con un approccio informato e misurato, potete massimizzare i benefici della dieta chetogenica mentre mantenete il vostro corpo e la vostra mente in ottima salute.

2.5 Tracking del Progresso

Monitorare il progresso durante l'adozione della dieta chetogenica è cruciale per valutare l'efficacia del regime alimentare, apportare le necessarie modifiche e mantenere la motivazione. In questo sottocapitolo, esploreremo una varietà di metodi e strumenti per tracciare l'efficacia della dieta, dall'uso di tecnologie digitali a metodi più tradizionali come i diari alimentari e le misurazioni biometriche. L'obiettivo è fornire ai lettori una panoramica completa su come possono monitorare efficacemente i loro progressi e ottimizzare la loro esperienza con la dieta chetogenica.

1. L'Importanza del Tracking

Il monitoraggio regolare offre numerosi benefici. Non solo aiuta a garantire che rimaniate in ketosi, ma può anche aiutare a identificare gli alimenti o le abitudini che potrebbero non essere ottimali per i vostri obiettivi specifici. Inoltre, vedere i progressi tangibili può essere un grande incentivo a continuare, specialmente nei momenti difficili. Questo monitoraggio può includere diversi aspetti, come l'assunzione di nutrienti, le performance fisiche, i cambiamenti nel peso e nelle misure corporee, e l'evoluzione della salute complessiva.

2. Applicazioni Digitali

Nell'era tecnologica, le applicazioni per smartphone sono diventate uno degli strumenti più efficaci per il monitoraggio del progresso. Ci sono molte app progettate specificamente per coloro che seguono una dieta chetogenica, che possono aiutare a:

- **Contare i Macro**: Calcolare l'assunzione di grassi, proteine e carboidrati per assicurarsi di rimanere nei limiti necessari per mantenere la ketosi.

- **Registrare l'Intake Alimentare**: Tenere traccia di ciò che mangiate ogni giorno, aiutandovi a rimanere entro i vostri obiettivi calorici e nutrizionali.

- **Misurare i Corpi Chetonici**: Alcune app si collegano a dispositivi che misurano i livelli di chetoni nel sangue, nel respiro o nelle urine, offrendo feedback in tempo reale sul vostro stato di ketosi.

App popolari come MyFitnessPal, Carb Manager o KetoDiet app offrono queste funzionalità e possono integrarsi con altri dispositivi di fitness per fornire una visione olistica della vostra salute.

3. Diari Alimentari e di Attività Fisica

Se preferite un approccio più tradizionale o volete complementare l'uso delle app, mantenere un diario alimentare e di attività fisica può essere estremamente utile. Scrivere ciò che mangiate e come vi esercitate ogni giorno può aiutare a:

- **Identificare Modelli**: Vedere quali cibi influenzano positivamente o negativamente il vostro progresso e come l'attività fisica si correla con la vostra energia e benessere.

- **Rendere Consapevoli**: Aumentare la consapevolezza delle vostre abitudini alimentari e di esercizio fisico.

- **Documentare l'Evolvere delle Sensazioni**: Registrare come vi sentite fisicamente ed emotivamente può aiutare a correlare le diete e gli esercizi con il benessere generale.

4. Misurazioni Biometriche

Per una valutazione più scientifica del progresso, considerate di effettuare regolarmente misurazioni biometriche, che possono includere:

- **Pesi e Misure Corporee**: Monitorare il peso e prendere misure del corpo, come il girovita, può essere un indicatore diretto della perdita di grasso.

- **Analisi Composizione Corporea**: Strumenti come le bilance a impedenza bioelettrica possono fornire dati su massa grassa, massa magra e percentuale di acqua corporea.

- **Test di Laboratorio**: Controlli periodici per valutare i livelli di colesterolo, zuccheri nel sangue, funzionalità epatica e renale, e altri parametri vitali possono aiutare a valutare l'effetto della dieta sulla vostra salute interna.

5. Feedback Continuo e Ajustamento della Dieta

Il monitoraggio continuo non solo serve a documentare i progressi ma è essenziale per il successo a lungo termine. Questi dati vi permetteranno di fare aggiustamenti mirati alla vostra dieta e stile di vita, personalizzando ulteriormente l'approccio chetogenico in base alle vostre esigenze personali e alle risposte del corpo.

Conclusione

Mantenere un sistema di tracking dettagliato e regolare è fondamentale per navigare con successo nella dieta chetogenica. Sia che scegliate di utilizzare tecnologie moderne come le app, sia che preferiate metodi più tradizionali come i diari alimentari o le misurazioni biometriche, l'importante è trovare un sistema che funzioni per voi e che vi supporti nel vostro viaggio verso una salute migliore. Questo non solo vi aiuterà a raggiungere i vostri obiettivi in modo più efficiente, ma vi fornirà anche un prezioso insight sulle vostre abitudini di salute a lungo termine.

Capitolo 3: Superare le Sfide

3.1 Gestione degli Effetti Collaterali

Adottare la dieta chetogenica può portare a cambiamenti significativi nel modo in cui il corpo funziona, particolarmente durante le prime fasi mentre il corpo si adatta a bruciare grassi invece di carboidrati. Durante questa transizione, non è raro sperimentare una serie di effetti collaterali, comunemente noti come "keto flu", oltre a stanchezza e mal di testa. Questo sottocapitolo offre una guida dettagliata su come identificare, comprendere e gestire questi effetti collaterali per minimizzare il loro impatto e facilitare il vostro percorso nella dieta chetogenica.

1. Comprensione della Keto Flu

La "keto flu" è un termine usato per descrivere un gruppo di sintomi che possono manifestarsi nei primi giorni dopo aver iniziato una dieta chetogenica. Questi sintomi sono simili a quelli di un'influenza e possono includere stanchezza, mal di testa, irritabilità, difficoltà di concentrazione, nausea, vertigini e disturbi del sonno. Questi sintomi sono il risultato di una combinazione di disidratazione, squilibri elettrolitici e l'adattamento del corpo alla ketosi.

2. Gestione della Disidratazione e degli Squilibri Elettrolitici

Uno dei principali fattori che contribuiscono alla keto flu è la disidratazione e la conseguente perdita di elettroliti. Quando si riducono i carboidrati, il corpo inizia a bruciare le riserve di grasso e a produrre chetoni. Questo processo richiede anche che il corpo elimini una maggiore quantità di acqua, portando a una rapida perdita di elettroliti come sodio, potassio e magnesio. Per gestire questo effetto, è fondamentale:

- **Incrementare l'assunzione di acqua**: Assicurarsi di bere sufficiente acqua durante il giorno per compensare la perdita di fluidi.

- **Supplementare gli elettroliti**: Aggiungere un integratore di elettroliti o consumare alimenti ricchi di minerali come avocado, spinaci, funghi, noci e semi può aiutare a ristabilire l'equilibrio elettrolitico.

- **Ridurre gradualmente i carboidrati**: Invece di un taglio drastico e immediato dei carboidrati, ridurre l'apporto lentamente può aiutare il corpo a adattarsi senza effetti collaterali severi.

3. Affrontare Stanchezza e Mal di Testa

La stanchezza e i mal di testa sono tra gli effetti collaterali più comuni quando si inizia una dieta chetogenica, spesso esacerbati dalla disidratazione e dalla mancanza di elettroliti. Per combattere questi sintomi:

- **Assicurare un sonno adeguato**: Il corpo ha bisogno di tempo per ripararsi e adattarsi al nuovo regime energetico. Assicurarsi di avere un sonno di qualità è essenziale.

- **Mantenere un'adeguata assunzione di grassi**: I grassi sono la principale fonte di energia nella dieta chetogenica. Assicurarsi di consumare una quantità sufficiente di grassi salutari può aiutare a mantenere i livelli energetici.

- **Valutare la caffeina**: Per alcuni, ridurre la caffeina può aiutare a mitigare i mal di testa, mentre altri potrebbero trovarla utile. Monitorare come la caffeina influisce sui propri sintomi può essere utile.

4. Supporto Nutrizionale per Migliorare l'Energia

Durante la transizione verso la ketosi, il corpo può sperimentare una temporanea riduzione dei livelli di energia mentre si adatta a utilizzare i grassi come principale fonte di energia. Per supportare il corpo in questo processo:

- **Consumare pasti bilanciati**: Assicurarsi che ogni pasto contenga un buon equilibrio di grassi, proteine e carboidrati a basso indice glicemico per mantenere l'energia.

- **Snack intelligenti**: Optare per snack ricchi di nutrienti come noci, semi o yogurt greco può fornire un boost energetico senza interrompere la ketosi.

- **Considerare supplementi di MCT**: L'olio di trigliceridi a catena media (MCT) può essere convertito rapidamente in energia, potenzialmente riducendo la stanchezza.

5. Monitoraggio e Aggiustamento

È importante monitorare attentamente come si sente il proprio corpo durante il processo e fare regolamenti al proprio piano dietetico se necessario. Se i sintomi persistono o peggiorano, potrebbe essere necessario consultare un professionista della salute per assicurarsi che la dieta chetogenica sia appropriata per voi.

Conclusione

Gestire gli effetti collaterali della dieta chetogenica è fondamentale per il successo a lungo termine e il mantenimento di uno stile di vita salutare. Con una strategia attenta e proattiva, è possibile minimizzare questi effetti collaterali e migliorare l'esperienza complessiva con la dieta chetogenica. Ascoltare il proprio corpo e fare aggiustamenti necessari vi aiuterà a navigare in questo percorso con maggiore comfort e fiducia.

3.2 Suggerimenti per la Lunga Durata

Mantenere la dieta chetogenica nel lungo termine può rappresentare una sfida, specialmente se consideriamo la restrizione di molti alimenti comunemente percepiti come piacevoli e confortanti. Tuttavia, con le giuste strategie e un approccio creativo, è possibile non solo perseverare con questa dieta ma anche godersi ogni pasto senza sentirsi privati. In questo sottocapitolo, esploreremo diverse tecniche e suggerimenti per mantenere la dieta chetogenica interessante, gustosa e sostenibile nel tempo.

1. Innovazione e Varietà nei Piatti

Uno degli aspetti cruciali per mantenere la dieta chetogenica nel lungo termine è evitare la monotonia alimentare. Variare regolarmente i piatti e sperimentare con nuove ricette può aiutare a mantenere alto l'interesse e il piacere nel mangiare. Ecco alcune idee per mantenere la varietà nella vostra dieta chetogenica:

- **Sperimentare con Cucine Etniche**: Molti piatti di cucine etniche diverse possono essere adattati per essere cheto-friendly. Ad esempio, piatti asiatici che tipicamente includono riso o noodles possono essere modificati utilizzando sostituti a basso contenuto di carboidrati come zoodles (noodles di zucchine) o riso di cavolfiore.

- **Themed Meal Nights**: Organizzare serate a tema, come la "serata Tex-Mex" o la "serata del curry", può rendere il processo di pianificazione del pasto più entusiasmante e permettervi di esplorare diverse palette di sapori.

- **Ciclo di Ingredienti Stagionali**: Utilizzare ingredienti che sono in stagione non solo per ottenere il massimo dal punto di vista nutrizionale ma anche per variare naturalmente la dieta durante l'anno.

2. Mantenimento del Piacere nel Mangiare

Il piacere nel mangiare è essenziale per qualsiasi dieta. Ecco come potete mantenere il piacere dei pasti nella dieta chetogenica:

- **Focalizzarsi sui Grassi Saporiti**: I grassi sono una componente chiave della dieta chetogenica e possono essere incredibilmente gustosi. Usare grassi di alta qualità come l'olio di oliva extravergine, il burro di erba e l'olio di cocco può arricchire i piatti e migliorarne il sapore.

- **Uso Creativo delle Spezie e delle Erbe**: Le spezie e le erbe non solo aggiungono sapore senza aggiungere carboidrati, ma possono anche offrire benefici per la salute. Esplorate nuove combinazioni di spezie per tenere i pasti interessanti e gustosi.

- **Preparazioni Culinari Varie**: Evitare la noia sperimentando diverse tecniche culinarie come brasatura, grigliatura, frittura ad aria o cottura sous-vide. Queste metodologie possono trasformare gli stessi ingredienti base in piatti completamente diversi.

3. Incorporazione di Trattamenti e Alternative Cheto-Friendly

Per coloro che sentono la mancanza di dolci o snack tradizionali, ci sono molte alternative cheto-friendly che possono soddisfare quelle voglie senza interrompere il vostro progresso:

- **Dolci Cheto-Friendly**: Ci sono numerose ricette per dolci cheto che utilizzano dolcificanti a basso contenuto di carboidrati come eritritolo o stevia. Cheesecakes, brownies, e persino gelati possono essere preparati in modo che siano compatibili con la dieta chetogenica.

- **Snack Intelligenti**: Invece di patatine o pretzel, optate per snack cheto come olive, formaggi, salumi o noci. Questi snack non solo sono deliziosi ma anche soddisfacenti grazie al loro contenuto di grassi e proteine.

4. Supporto Sociale e Comunitario

Mantenere una dieta chetogenica può essere più semplice e piacevole con il supporto di amici, famiglia o gruppi online. Condividere ricette, successi e sfide con altri che seguono la stessa dieta può fornire motivazione aggiuntiva e idee per pasti freschi e innovativi.

5. Educazione Continua e Adattamento

Infine, educarsi continuamente sulle nuove ricerche e tendenze nella nutrizione chetogenica può aiutare a mantenere la dieta aggiornata e ottimale. Partecipare a webinar, leggere libri e articoli, e parlare con professionisti del settore può fornire nuove conoscenze e ispirazione, che sono essenziali per mantenere la dieta interessante ed efficace nel lungo termine.

Conclusione

La chiave per mantenere la dieta chetogenica a lungo termine è integrare varietà, piacere e supporto nel vostro regime alimentare. Con la giusta combinazione di creatività culinaria, sostegno sociale e impegno personale, è possibile godersi un percorso chetogenico ricco e soddisfacente che non solo favorisce il benessere fisico ma arricchisce anche la vostra vita quotidiana.

3.3 Socialità e Alimentazione Fuori Casa

Mantenere una dieta chetogenica mentre si mangia fuori o si partecipa a eventi sociali può sembrare difficile, data la prevalenza di cibi ricchi di carboidrati in molte cucine e contesti sociali. Tuttavia, con un po' di pianificazione e alcune tattiche strategiche, è possibile aderire alla dieta chetogenica anche quando non si mangia a casa. Questo sottocapitolo fornisce consigli dettagliati per navigare nel mondo sociale con una dieta chetogenica, inclusi suggerimenti per ordinare al ristorante e per gestire situazioni sociali in cui il cibo gioca un ruolo centrale.

1. Pianificazione Anticipata

Il successo nell'aderire alla dieta chetogenica mentre si mangia fuori inizia con una pianificazione adeguata. Ecco alcune strategie preliminari:

- **Ricerca del Ristorante**: Prima di andare a un ristorante, consultate il menu online per trovare opzioni che potrebbero essere cheto-friendly o che possono essere modificate facilmente. Chiamare in anticipo per discutere delle opzioni con lo chef può anche essere utile.

- **Mangiare Prima**: Se prevedete che le opzioni cheto-friendly siano limitate, mangiare un piccolo pasto o uno snack cheto prima dell'evento può aiutarvi a evitare la tentazione e a concentrarvi di più sulla socializzazione piuttosto che sul cibo.

2. Ordinare Intelligentemente al Ristorante

Una volta al ristorante, scegliere il giusto tipo di cibo è cruciale. Ecco alcuni suggerimenti per ordinare:

- **Scegliere Proteine e Grassi di Qualità**: Opzioni come carne alla griglia, pesce o frutti di mare sono spesso scelte sicure. Chiedete che vengano cucinati senza salse zuccherate o marinature ricche di carboidrati.

- **Modificare le Portate**: Non esitate a chiedere modifiche ai piatti, come sostituire le patate o il riso con verdure a basso contenuto di carboidrati come broccoli o insalata verde.

- **Attenzione alle Insidie Nascoste**: Anche le insalate possono essere trabocchetti di carboidrati a causa di condimenti zuccherati o aggiunte come crostini. Scegliere condimenti semplici come olio d'oliva e aceto ed evitare ingredienti non cheto-friendly.

3. Gestire le Bevande

Le bevande possono essere una fonte nascosta di carboidrati. Ecco come gestirle:

- **Evitare Bevande Dolci**: Optate per acqua, tè non zuccherato o caffè. Se desiderate alcol, scegliete opzioni a basso contenuto di carboidrati come il vino secco o gli alcolici distillati puri, consumati con moderazione e preferibilmente senza mixer zuccherati.

- **Usare Dolcificanti Alternativi**: Se desiderate qualcosa di dolce, considerate di portare con voi un dolcificante cheto-compatibile come stevia o eritritolo da aggiungere al tè o al caffè.

4. Comunicare le Tue Esigenze

Non aver paura di spiegare le tue esigenze alimentari agli altri, sia che si tratti del personale del ristorante o degli amici che ospitano un evento. La maggior parte delle persone sarà comprensiva e accomodante una volta che comprendono che stai seguendo una dieta specifica per motivi di salute.

5. Partecipazione a Eventi Sociali

Partecipare a eventi sociali può richiedere una strategia specifica, soprattutto se il cibo offerto non è cheto-friendly:

- **Porta un Piatto**: Offrirti di portare un piatto o uno snack all'evento non solo garantisce che ci sia qualcosa che puoi mangiare, ma anche introduce gli altri alla dieta chetogenica.

- **Focalizzarsi su Altri Aspetti dell'Evento**: Concentrati sulla socializzazione, la musica, o altre attività invece che sul cibo.

6. Gestire le Pressioni Sociali e le Tentazioni

Essere circondati da opzioni non cheto può essere difficile, specialmente se altri intorno a te indulgono in questi piatti. Ricorda i motivi per cui hai scelto la dieta chetogenica e i benefici che ha portato nella tua vita. Mantenere una mentalità positiva e concentrata può aiutare a resistere alle tentazioni.

Conclusione

Mantenere una dieta chetogenica in un contesto sociale richiede preparazione, comunicazione e, a volte, creatività. Tuttavia, con le strategie giuste, è possibile godersi la vita sociale senza compromettere gli obiettivi dietetici. Ricordate che essere proattivi nel gestire il vostro ambiente alimentare e comunicare apertamente con amici e ristoratori può rendere l'esperienza di mangiare fuori non solo gestibile ma anche piacevole.

3.4 Adattamenti per Condizioni Specifiche

La dieta chetogenica, nota per i suoi benefici nel controllo del peso e miglioramento del metabolismo, può necessitare di adattamenti specifici per soddisfare le esigenze di individui con condizioni particolari, come gli atleti o persone con specifiche condizioni mediche. In questo sottocapitolo, esploriamo come la dieta chetogenica possa essere modulata per vari contesti, assicurando sia sicurezza sia efficacia nel raggiungimento degli obiettivi di salute e performance.

1. La Dieta Chetogenica per Gli Atleti

Gli atleti hanno esigenze nutrizionali elevate per supportare l'intensa attività fisica e il recupero. Tradizionalmente, molte discipline sportive hanno enfatizzato un alto apporto di carboidrati per massimizzare le riserve di glicogeno muscolare. Tuttavia, gli atleti possono trarre vantaggio dalla dieta chetogenica attraverso l'adattamento metabolico che incrementa l'efficienza nell'uso dei grassi come fonte di energia, riducendo la dipendenza dai carboidrati. Gli adattamenti per gli atleti includono:

- **Incremento dell'Assunzione di Calorie**: Gli atleti in dieta chetogenica potrebbero necessitare di aumentare l'apporto calorico per compensare l'energia spesa in attività fisica.

- **Bilanciamento di Macronutrienti**: Sebbene la chetogenesi richieda una riduzione dei carboidrati, gli atleti possono beneficiare di un'assunzione leggermente più elevata di carboidrati rispetto alla norma chetogenica, specialmente nei periodi intorno agli allenamenti per supportare il recupero e le prestazioni.

- **Supplementazione mirata**: Supplementi come sali chetogenici o esteri chetonici possono aiutare a mantenere l'energia e migliorare la resistenza. La supplementazione con creatina e aminoacidi a catena ramificata (BCAA) può supportare il mantenimento della massa muscolare e il recupero.

2. La Dieta Chetogenica per Condizioni Mediche Specifiche

Oltre alla sua efficacia nell'epilessia, la dieta chetogenica è stata studiata per il suo potenziale beneficio in diverse altre condizioni mediche, come il diabete tipo 2, l'obesità, le malattie cardiache, e alcune forme di cancro. Ogni condizione può richiedere un approccio leggermente diverso:

- **Diabete Tipo 2**: I diabetici devono gestire attentamente l'assunzione di carboidrati per controllare i livelli di glucosio nel sangue. La dieta chetogenica può aiutare a ridurre la dipendenza dai farmaci ipoglicemizzanti e migliorare la sensibilità all'insulina, ma deve essere monitorata da professionisti sanitari per evitare ipoglicemia.

- **Malattie Cardiache**: Anche se la dieta chetogenica può migliorare il profilo lipidico, coloro con malattie cardiache dovrebbero evitare il consumo eccessivo di grassi saturi e trans. È consigliabile enfatizzare l'assunzione di grassi mono e polinsaturi provenienti da fonti come il pesce, gli oli vegetali e i frutti a guscio.

- **Cancro**: Alcune ricerche suggeriscono che la dieta chetogenica potrebbe aiutare a ridurre la progressione di certi tipi di tumori limitando la disponibilità di glucosio, che è spesso utilizzato in modo preferenziale dalle cellule tumorali. Tuttavia, questo approccio deve essere seguito sotto stretta supervisione medica.

3. Considerazioni Nutrizionali per Anziani

Gli anziani seguendo una dieta chetogenica necessitano di considerazioni speciali per evitare la malnutrizione e garantire un adeguato apporto di nutrienti essenziali:

- **Proteine Adeguata**: È importante garantire un'adeguata assunzione di proteine per prevenire la perdita di massa muscolare associata all'età.

- **Calcio e Vitamina D**: Per prevenire l'osteoporosi, gli anziani devono assicurarsi di consumare sufficienti quantità di calcio e vitamina D. Questi possono venire da alimenti ricchi di questi nutrienti o attraverso supplementazione.

- **Fibra**: La fibra è essenziale per mantenere la regolarità intestinale. Una dieta chetogenica può limitare alcune fonti di fibra, quindi è vitale includere verdure a basso contenuto di carboidrati e integratori di fibra se necessario.

4. Adattamenti per le Donne in Gravidanza e Allattamento

La dieta chetogenica durante la gravidanza e l'allattamento deve essere gestita con cautela. Le donne in queste condizioni hanno esigenze nutrizionali aumentate e la restrizione di carboidrati può non essere sicura. È cruciale consultare un medico o un dietologo per personalizzare l'approccio alimentare in modo che sia sicuro e nutritivo.

Conclusione

Adattare la dieta chetogenica a esigenze particolari richiede una comprensione approfondita di come vari adattamenti possano influenzare l'efficacia della dieta e il benessere generale. Collaborare con professionisti sanitari, fare aggiustamenti individualizzati e monitorare continuamente gli effetti della dieta sono passaggi essenziali per garantire che la dieta chetogenica sia non solo efficace ma anche sicura per chi ha esigenze specifiche.

Capitolo 4: Storie di Successo e Case Studies

4.1 Testimonianze Personali

Le storie di chi ha trasformato la propria vita attraverso la dieta chetogenica servono non solo come fonte di ispirazione ma anche come guida pratica per chiunque stia considerando o già seguendo questo regime alimentare. In questo sottocapitolo, esploreremo una serie di testimonianze personali dettagliate, offrendo uno sguardo profondo nelle sfide, strategie e risultati vissuti da individui reali. Queste storie evidenziano la varietà di esperienze possibili con la dieta chetogenica e dimostrano come differenti persone abbiano adattato la dieta per ottenere successo nel lungo termine.

1. La Storia di Anna: Superare l'Obesità

Anna, una donna di 35 anni, ha lottato con l'obesità per gran parte della sua vita adulta. Dopo anni di diete fallite, Anna ha deciso di provare la dieta chetogenica su suggerimento del suo medico. Inizialmente scettica, ha presto notato cambiamenti significativi.

- **Sfide**: Anna ha affrontato sfide significative nei primi giorni, inclusa la keto flu e la resistenza da parte della sua famiglia, che era preoccupata per l'alto contenuto di grassi della dieta.

- **Strategie**: Con il supporto di un nutrizionista, Anna ha imparato a bilanciare i suoi pasti e ad includere una varietà di fonti di grassi sani. Ha inoltre iniziato a camminare ogni giorno per aumentare la sua attività fisica.

- **Risultati**: In un anno, Anna ha perso oltre 30 kg e ha visto miglioramenti significativi nei suoi livelli di colesterolo e pressione sanguigna. La sua energia è aumentata e si sente più attiva e partecipe nella vita dei suoi figli.

2. Il Percorso di Marco: Gestione del Diabete Tipo 2

Marco, un uomo di 50 anni, è stato diagnosticato con il diabete tipo 2 cinque anni fa. Nonostante la medicazione, i suoi livelli di glucosio nel sangue erano difficili da controllare. Dopo aver letto su potenziali benefici della dieta chetogenica per i diabetici, ha deciso di provarla.

- **Sfide**: Marco ha dovuto imparare a monitorare attentamente il suo apporto di carboidrati e a adattare la sua insulina per prevenire l'ipoglicemia.

- **Strategie**: Ha collaborato strettamente con il suo endocrinologo per adattare la sua medicazione e ha utilizzato un'app per tracciare il suo apporto nutrizionale.

- **Risultati**: Marco ha notato una stabilizzazione dei suoi livelli di zucchero nel sangue entro poche settimane e ha ridotto significativamente la sua dipendenza dall'insulina. Inoltre, ha perso 15 kg, migliorando la sua salute generale e riducendo il rischio di complicanze del diabete.

3. La Trasformazione di Sofia: Miglioramento della Salute Mentale e Fisica

Sofia, una giovane professionista di 29 anni, ha iniziato la dieta chetogenica per migliorare la sua salute mentale e perdere peso. Soffriva di ansia e depressione lieve, oltre a sentirsi costantemente stanca.

- **Sfide**: Inizialmente, Sofia ha lottato con la restrizione di cibi che tradizionalmente le davano conforto, come dolci e pane.

- **Strategie**: Ha incorporato la meditazione e l'esercizio fisico regolare nella sua routine per gestire lo stress e ha cercato supporto in comunità online di persone che seguono la dieta chetogenica.

- **Risultati**: Sofia ha notato un miglioramento significativo nel suo umore e livelli di energia. Ha perso peso in modo sostenibile e ha riportato una maggiore chiarezza mentale, che ha attribuito alla sua dieta migliorata e al controllo degli zuccheri nel sangue.

4. Il Viaggio di Luca: Un Atleta su Dieta Chetogenica

Luca è un triatleta amatoriale di 40 anni che ha deciso di passare alla dieta chetogenica per migliorare la sua performance sportiva e la gestione dell'energia durante le gare lunghe.

- **Sfide**: La transizione energetica da carboidrati a grassi è stata difficile, con un impatto iniziale sulla sua performance.

- **Strategie**: Luca ha incrementato l'assunzione di sali chetogenici e ha adattato i suoi allenamenti per favorire l'adattamento alla nuova fonte energetica.

- **Risultati**: Dopo alcuni mesi di adattamento, Luca ha trovato un miglioramento nella sua resistenza e una ridotta necessità di carboidrati durante le competizioni, risultando in tempi migliori e recupero più veloce.

Conclusione

Queste testimonianze illustrano la versatilità e l'adattabilità della dieta chetogenica per una varietà di esigenze e circostanze individuali. Ogni storia evidenzia l'importanza di personalizzare la dieta, di monitorare attentamente i progressi e di adattare continuamente le strategie per massimizzare sia la salute che la qualità di vita. Con un approccio informato e supportato, la dieta chetogenica può essere un potente strumento per trasformare la salute in molti aspetti diversi della vita.

4.2 Strategie per la Sostenibilità a Lungo Termine

Mantenere la dieta chetogenica nel lungo termine può essere una sfida, specialmente data la sua natura restrittiva e la necessità di un significativo cambiamento dello stile di vita. Tuttavia, con le giuste strategie e un approccio adeguato, molte persone hanno trovato non solo successo ma anche un nuovo modo di vivere più sano e soddisfacente. In questo sottocapitolo, esploreremo strategie concrete e consigli pratici derivati dalle esperienze di coloro che hanno mantenuto con successo la dieta chetogenica nel lungo periodo.

1. Personalizzazione della Dieta

Una delle chiavi per mantenere la dieta chetogenica nel lungo termine è la personalizzazione. Ogni individuo ha esigenze nutrizionali, preferenze alimentari e stili di vita unici che influenzano come la dieta dovrebbe essere strutturata.

- **Ascolta il Tuo Corpo**: Monitora come ti senti con vari alimenti e proporzioni di macronutrienti. Alcune persone possono tollerare più carboidrati, mentre altre possono aver bisogno di aumentare il loro apporto di grassi.

- **Adatta la Dieta Alle Tue Necessità**: Se hai condizioni mediche specifiche o sei un atleta, potresti aver bisogno di regolare la tua dieta chetogenica per soddisfare queste esigenze particolari.

2. Educazione Continua

Mantenere l'interesse e l'impegno nella dieta chetogenica richiede un'apprendimento continuo e un aggiornamento sulle ultime ricerche e tendenze.

- **Rimani Informato**: Segui pubblicazioni scientifiche, blog, podcast e webinar sul tema della dieta chetogenica.

- **Partecipa a Community**: Unirsi a gruppi online o locali di persone che seguono la dieta chetogenica può offrire supporto, nuove idee e motivazione.

3. Gestione Flessibile del Regime Alimentare

Adottare un approccio flessibile può aiutare a gestire meglio le situazioni sociali e le tentazioni quotidiane.

- **Pianifica in Anticipo per Eventi Speciali**: Se sai che parteciperai a un evento, considera la possibilità di pianificare in anticipo come gestire i pasti.

- **Incorpora Giorni di Carboidrati**: Alcuni trovano che avere periodici incrementi di carboidrati (carb-up days) può aiutare a mantenere la dieta più gestibile e sostenibile nel lungo termine.

4. Focus sulla Qualità Alimentare

Concentrarsi sulla qualità degli alimenti consumati, non solo sulla loro conformità chetogenica, è essenziale per la salute a lungo termine.

- **Scegli Alimenti Integrali**: Favorisci alimenti non trasformati per massimizzare l'apporto di nutrienti.

- **Varia la Tua Dieta**: Assicurati di includere una varietà di alimenti per evitare carenze nutrizionali e mantenere la dieta interessante.

5. Gestione del Peso e Monitoraggio del Corpo

Monitorare il peso e le misurazioni del corpo può aiutare a mantenere la motivazione e a registrare il progresso, fornendo feedback concreto sulle modifiche della dieta e dello stile di vita.

- **Usa Strumenti di Tracking**: Bilance intelligenti e app per il tracciamento degli alimenti possono fornire informazioni dettagliate sulle tue abitudini alimentari e sul progresso del peso.

- **Consulta Professionisti del Settore**: Dietisti e nutrizionisti possono offrire consulenze personalizzate per assicurare che stai ottenendo un equilibrio nutrizionale adeguato.

6. Supporto Emotivo e Motivazionale

Mantenere una dieta a lungo termine richiede supporto non solo fisico ma anche emotivo.

- **Trova un Partner di Dieta o un Gruppo di Supporto**: Avere qualcuno con cui condividere la tua esperienza può fornire un grande incentivo.

- **Celebra i Piccoli Successi**: Riconoscere e celebrare i piccoli traguardi può aiutare a mantenere alta la motivazione.

7. Preparazione Mentale e Gestione dello Stress

La dieta chetogenica richiede una forte disciplina e controllo mentale, soprattutto in risposta allo stress che può spingere a desiderare cibi confortanti non conformi alla dieta.

- **Tecniche di Riduzione dello Stress**: Pratiche come la meditazione, lo yoga o anche semplici passeggiate possono aiutare a gestire lo stress in modo produttivo.

- **Mantieni un Diario Alimentare e di Emozioni**: Scrivere non solo ciò che mangi ma anche come ti senti può aiutare a identificare i trigger che potrebbero portarti a deviare dalla dieta.

Conclusione

Le strategie per la sostenibilità a lungo termine della dieta chetogenica si basano sulla personalizzazione della dieta per adattarla al proprio stile di vita, sull'apprendimento continuo, sulla gestione della qualità alimentare, e sul supporto emotivo. Implementando queste strategie, è possibile non solo aderire alla dieta chetogenica ma trarre piacere e benefici duraturi per la salute e il benessere complessivi.

Capitolo Extra: Trucchi e Consigli per il Successo con la Dieta Chetogenica

Introduzione

Questo capitolo extra è dedicato a fornire consigli pratici e strategie collaudate per aiutare chi segue la dieta chetogenica a ottenere il massimo successo. Si rivolge sia ai principianti che agli esperti della dieta, con l'obiettivo di facilitare l'adesione a lungo termine e massimizzare i benefici di salute.

Parte 1: Pianificazione Alimentare

La chiave per mantenere con successo una dieta chetogenica nel tempo è una pianificazione alimentare efficace. Questo non solo aiuta a gestire la dieta durante i giorni più impegnativi ma garantisce anche che si rimanga in ketosi, evitando scelte alimentari che potrebbero sabotare i progressi. In questa sezione, approfondiremo le strategie di meal prep, condivideremo ricette semplici e saporite e offriremo consigli per gestire gli snack in modo che sostengano la tua dieta chetogenica.

1. Strategie di Meal Prep

La preparazione dei pasti in anticipo è una strategia fondamentale per chiunque segua la dieta chetogenica. Essa non solo risparmia tempo e riduce lo stress ma aiuta anche a mantenere una nutrizione coerente e a prevenire deviazioni dalla dieta.

- **Pianifica i tuoi pasti settimanali**: Dedicare del tempo ogni settimana per pianificare i pasti può semplificare notevolmente la tua dieta. Decidi quali piatti preparerai, assicurandoti di avere una varietà che includa tutti i macronutrienti necessari: un buon equilibrio di grassi, proteine adeguati e carboidrati minimi.

- **Fai la spesa in modo intelligente**: Crea una lista della spesa basata sulla tua pianificazione dei pasti che includa tutti gli ingredienti necessari per la settimana. Questo evita acquisti impulsivi che potrebbero non essere conformi alla dieta chetogenica.

- **Prepara in batch**: Dedicare alcune ore a cucinare in grandi quantità può farti risparmiare tempo durante la settimana. Piatti come zuppe, stufati o casseruole sono ideali per essere cucinati in grandi lotti e poi suddivisi in porzioni che possono essere refrigerate o congelate.

- **Utilizza contenitori per il meal prep**: Investire in una serie di contenitori per alimenti di diverse dimensioni che possano essere impilati nel frigorifero o nel congelatore. Questo aiuta a organizzare i pasti e facilita la conservazione e il riscaldamento.

2. Ricette Semplici e Saporite

Seguire una dieta chetogenica non significa rinunciare al gusto. Qui ci sono alcune ricette rapide e deliziose che si adattano perfettamente al tuo stile di vita chetogenico:

- **Frullato Cheto di Avocado e Cocco**: Combina un avocado, latte di cocco, un cucchiaio di olio di cocco, qualche foglia di spinaci, e dolcificante cheto-compatibile in un frullatore. Frulla fino a ottenere una consistenza liscia per una colazione nutriente o uno snack.

- **Polpette di Pollo ed Erbe Aromatiche**: Mescola carne di pollo macinata, aglio in polvere, cipolla tritata, erbe fresche come il prezzemolo, sale e pepe. Forma delle polpette e cuocile in forno a 180°C per 25 minuti. Servile con una salsa cheto e una porzione di verdure a foglia verde.

- **Pizza Chetogenica con Base di Cavolfiore**: Grattugia un cavolfiore, strizzalo per rimuovere l'acqua in eccesso, e mescolalo con un uovo, formaggio grattugiato e condimenti a scelta. Stendi l'impasto su una teglia, cuoci fino a doratura, poi aggiungi i tuoi ingredienti preferiti e cuoci fino a quando il formaggio si è sciolto.

3. Gestione degli Snack

Gli snack possono essere una parte critica del mantenimento della dieta chetogenica, specialmente durante i giorni lunghi o quando si è in movimento.

- **Scegli Snack Intelligenti**: Opta per snack ricchi di grassi buoni e proteine, come noci, semi, olive, formaggi grassi o bastoncini di carne secca senza zuccheri aggiunti.

- **Prepara Snack Fatti in Casa**: Realizzare in casa snack come barrette energetiche chetogeniche o chips di cavolo riccio al forno può garantire che rimangano conformi alla tua dieta e siano liberi da additivi indesiderati.

- **Portabilità**: Confeziona i tuoi snack in porzioni singole e utilizza contenitori ermetici per mantenerli freschi. Questo rende facile portarli con te e resistere alla tentazione di acquistare opzioni meno salutari quando sei fuori casa.

Conclusione

La pianificazione alimentare efficace è un pilastro per il successo a lungo termine con la dieta chetogenica. Preparare i pasti in anticipo, sperimentare con ricette deliziose e gestire strategicamente gli snack può trasformare la tua esperienza chetogenica, rendendola non solo gestibile ma anche piacevole e ricca di successi.

Parte 2: Gestione dell'Ambiente Alimentare

La dieta chetogenica richiede una gestione attenta del proprio ambiente alimentare, soprattutto quando si è fuori casa o durante eventi speciali come le festività. Questa sezione del capitolo fornisce strategie dettagliate per navigare nei menù dei ristoranti e per gestire le sfide dietetiche durante eventi sociali, assicurando che si possa rimanere in ketosi senza rinunciare al piacere di partecipare a momenti conviviali.

1. Navigazione nei Menù dei Ristoranti

Mangiare fuori può sembrare una sfida per chi segue una dieta chetogenica, ma con le giuste tecniche è possibile godersi un pasto ristorante senza compromettere il proprio regime alimentare.

- **Preparazione Previa**: Prima di visitare un ristorante, è utile consultare il menù online. Molti ristoranti offrono informazioni nutrizionali dettagliate sui loro piatti o hanno menù speciali che possono includere opzioni a basso contenuto di carboidrati. Telefonare al ristorante per discutere delle opzioni chetogeniche con il personale può anche aiutare a pianificare in anticipo.

- **Scegliere il Tipo di Cucina Adatto**: Alcuni tipi di cucina sono più cheto-friendly di altri. Per esempio, i ristoranti che offrono piatti a base di carne o pesce, come steakhouse o griglierie, sono spesso una scommessa sicura. Anche la cucina mediterranea può essere una buona scelta grazie alla sua enfasi su grassi sani, verdure e proteine.

- **Personalizzazione del Piatto**: Non esitate a chiedere modifiche ai piatti per renderli più adatti alla dieta chetogenica. Ad esempio, potete chiedere di sostituire gli accompagnamenti ricchi di carboidrati come patate o riso con verdure verdi o insalata. Anche evitare salse dolci o frutta aggiunta è una buona strategia per mantenere basso il contenuto di carboidrati.

- **Gestire le Porzioni**: Se le opzioni completamente chetogeniche sono limitate, considerate di condividere un piatto più ricco di carboidrati con qualcuno o di mangiare solo una porzione del piatto che contiene carboidrati.

2. Consigli per le Festività e Altri Eventi Sociali

Le festività e gli eventi sociali possono presentare sfide uniche per chi segue una dieta chetogenica, soprattutto quando i menù sono fuori dal proprio controllo.

- **Pianificazione e Preparazione**: Se possibile, offritevi di portare un piatto al gathering. Questo non solo garantisce che ci sia qualcosa che potete mangiare, ma può anche essere un'opportunità per condividere i benefici della dieta chetogenica con gli altri. Preparare piatti chetogenici deliziosi come antipasti, contorni o persino un dessert può aiutare a dimostrare che mangiare cheto non significa sacrificare il gusto.

- **Strategie di Consumo Alimentare**: Quando partecipate a un evento, mangiate un piccolo pasto chetogenico prima di partire, in modo da non arrivare affamati ed essere tentati da cibi non cheto. Inoltre, durante l'evento, focalizzatevi sul socializzare piuttosto che sul mangiare. Questo può aiutarvi a distogliere l'attenzione dal cibo e a godervi di più la compagnia.

- **Comunicazione Efficace**: Quando non siete voi a preparare il cibo, è utile comunicare le vostre esigenze dietetiche agli ospiti o ai servizi di catering in anticipo. La maggior parte delle persone è disposta ad accomodare richieste dietetiche, specialmente se avvisate con sufficiente anticipo.

- **Gestire le Tentazioni**: Le festività possono spesso portare alla tentazione di deviare dalla dieta chetogenica. Una strategia utile può essere fissare limiti specifici in anticipo, come decidere di godersi un solo piatto non chetogenico o un piccolo dolce durante l'evento, per poi tornare subito al regime chetogenico.

Conclusione

Gestire l'ambiente alimentare quando si è fuori casa o durante eventi speciali richiede preparazione, comunicazione e talvolta creatività. Tuttavia, con un po' di pianificazione e le strategie giuste, è possibile godersi la vita sociale senza compromettere i progressi fatti nella dieta chetogenica. Questi consigli non solo aiutano a rimanere in ketosi, ma anche a godere di un'alimentazione sana e piacevole in qualsiasi contesto.

Parte 3: Integrazione Ottimale

Integrare adeguatamente la dieta chetogenica con supplementi nutrizionali è cruciale per ottimizzare i benefici per la salute, colmare le carenze nutrizionali che potrebbero emergere a causa delle restrizioni alimentari e mantenere l'efficacia della dieta nel lungo periodo. Questa sezione fornisce una guida dettagliata sui supplementi chiave per la dieta chetogenica, inclusi consigli sulla tempistica e il dosaggio per massimizzare i benefici senza interrompere la ketosi.

1. Importanza dei Supplementi nella Dieta Chetogenica

Mentre la dieta chetogenica è efficace nel promuovere la perdita di peso e migliorare certe condizioni di salute, può anche portare a carenze di nutrienti specifici a causa delle sue restrizioni su certi gruppi alimentari. La supplementazione diventa essenziale per prevenire queste carenze, supportare il metabolismo ottimale e migliorare la resilienza fisica e mentale.

2. Guida ai Supplementi Chiave

Ecco un elenco di supplementi fondamentali che possono supportare efficacemente chi segue una dieta chetogenica:

- **Sali di Elettroliti**: La dieta chetogenica può causare un rapido calo dei livelli di elettroliti a causa della riduzione dell'insulina e della diuresi associata alla perdita di glicogeno. I supplementi di sodio, potassio e magnesio sono vitali per prevenire la disidratazione, i crampi muscolari e altri sintomi associati alla deficienza di elettroliti.

- **Vitamine Essenziali**: Le vitamine del gruppo B, in particolare, sono cruciali per il metabolismo energetico. La vitamina D è altrettanto importante, specialmente per coloro che non ricevono sufficiente esposizione solare. La supplementazione di queste vitamine può sostenere il benessere generale, la funzione immunitaria e la salute ossea.

- **Acidi Grassi Omega-3**: Gli omega-3, in particolare EPA e DHA, sono importanti per la salute cardiovascolare, cerebrale e antinfiammatoria. Poiché la dieta chetogenica limita alcune fonti di omega-3 come i cereali integrali e alcuni legumi, integrare con olio di pesce o alghe può essere molto benefico.

- **Fibre**: Per mantenere una buona salute intestinale e prevenire la costipazione, comune nelle diete a basso contenuto di carboidrati, la supplementazione con fibre come il psyllium husk o altre fibre non digeribili può essere utile.

3. Tempistica e Dosaggio dei Supplementi

La corretta somministrazione dei supplementi è fondamentale per ottenere il massimo beneficio senza interrompere la ketosi. Ecco alcuni consigli:

- **Elettroliti**: Il dosaggio degli elettroliti deve essere adattato in base ai livelli di attività fisica e ai sintomi individuali. Per esempio, nei giorni di intenso esercizio fisico, può essere necessario aumentare l'assunzione di sodio e potassio per compensare la maggiore perdita attraverso il sudore.

- **Vitamine e Omega-3**: Questi supplementi sono meglio assorbiti quando assunti con i pasti, specialmente quelli che contengono grassi, poiché molti nutrienti sono liposolubili. Seguire le raccomandazioni del produttore per il dosaggio, ma considerare la consultazione con un professionista sanitario per personalizzare l'assunzione basata sulle esigenze individuali.

- **Fibre**: Iniziare con un dosaggio basso per permettere al corpo di adattarsi, e aumentare gradualmente per evitare disturbi gastrointestinali. Assumere fibre con abbondante acqua per facilitare la digestione e l'efficacia.

Conclusione

La supplementazione strategica può notevolmente migliorare l'esperienza e i risultati ottenuti con la dieta chetogenica. Integrando in modo informato e responsabile, è possibile supportare il corpo in modo ottimale, promuovendo una salute migliore e una maggiore vitalità mentre si segue un regime chetogenico.

Parte 4: Monitoraggio e Aggiustamento

Il monitoraggio e l'aggiustamento costante della dieta chetogenica sono essenziali per ottimizzare i risultati e garantire la sostenibilità a lungo termine. Questa sezione esplora le tecniche avanzate di tracciamento e valutazione del progresso che possono aiutare gli individui a rimanere informati sulle loro condizioni di salute e a fare aggiustamenti personalizzati basati su dati concreti.

1. Tecniche di Tracciamento

Nell'era digitale, l'uso di tecnologie avanzate per monitorare vari aspetti della salute è diventato sia accessibile sia indispensabile per chi segue regimi dietetici specifici come la dieta chetogenica. Ecco alcune delle tecniche più efficaci:

- **App per il Tracciamento Nutrizionale**: Utilizzare app come MyFitnessPal, Carb Manager o Cronometer può aiutare a tenere traccia dell'apporto calorico e della ripartizione dei macronutrienti. Queste app permettono di registrare ogni pasto e snack consumato durante la giornata, offrendo un'analisi dettagliata del contenuto di carboidrati, grassi e proteine, essenziale per mantenere la ketosi.

- **Dispositivi per la Misurazione dei Chetoni**: Monitorare i livelli di chetoni nel corpo è cruciale per assicurarsi che si rimanga in stato di ketosi. Dispositivi come il Keto-Mojo o il Ketonix permettono di misurare i chetoni nel sangue o nel respiro rispettivamente. Questi strumenti possono fornire un feedback immediato sull'efficacia della dieta e aiutare a identificare gli alimenti o le attività che possono influenzare negativamente lo stato di ketosi.

- **Bilance Intelligenti e Misuratori di Composizione Corporea**: Strumenti come le bilance intelligenti che misurano la percentuale di grasso corporeo, massa muscolare e acqua corporea possono essere strumenti preziosi. Questi dispositivi offrono una visione più completa rispetto al semplice peso, permettendo di valutare la qualità del peso perso o guadagnato (grassi vs. muscoli).

2. Valutazione del Progresso

Valutare regolarmente il progresso è fondamentale per determinare l'efficacia della dieta chetogenica e per fare necessari aggiustamenti. Qui di seguito, alcuni passaggi chiave nella valutazione:

- **Revisione Periodica dei Dati Raccolti**: Esaminare regolarmente i dati raccolti dalle app di tracciamento e dai dispositivi di misurazione può fornire intuizioni preziose su come il corpo sta reagendo alla dieta. Questo include l'analisi delle tendenze nel tempo delle misurazioni dei chetoni, delle variazioni della composizione corporea e dei cambiamenti nei livelli di energia e benessere.

- **Feedback Fisico e Mentale**: Oltre ai dati quantitativi, è importante valutare il benessere fisico e mentale. Segnali come miglioramenti nella chiarezza mentale, nei livelli di energia, nel sonno, nella pelle e nella digestione possono indicare l'efficacia della dieta.

- **Consultazioni con Professionisti della Salute**: Collaborare con professionisti della salute come medici, dietisti o nutrizionisti specializzati in diete chetogeniche può fornire una guida esperta. Questi professionisti possono aiutare a interpretare i dati di tracciamento, suggerire aggiustamenti dietetici e assicurare che la dieta soddisfi tutte le esigenze nutrizionali senza compromettere la salute.

3. Aggiustamenti Basati sui Risultati

Basandosi sui risultati ottenuti dal monitoraggio continuo, può essere necessario apportare modifiche alla dieta per migliorare l'efficacia o risolvere problemi specifici:

- **Modifiche Dietetiche**: Adattare la quantità di carboidrati netti consumati, aumentare l'assunzione di grassi o bilanciare meglio i macronutrienti in base ai risultati del tracciamento e al feedback personale.

- **Integrazione o Modifica dei Supplementi**: Aggiustare i tipi o le quantità di supplementi consumati per affrontare carenze nutrizionali o migliorare l'assimilazione dei nutrienti.

- **Strategie Comportamentali**: Implementare nuove abitudini o modificare quelle esistenti per migliorare l'adesione alla dieta, come preparare pasti in anticipo, trovare alternative chetogeniche ai cibi desiderati o stabilire una routine regolare di esercizio fisico.

Conclusione

Il monitoraggio accurato e l'aggiustamento continuo della dieta chetogenica sono essenziali per il suo successo a lungo termine. Utilizzando strumenti tecnologici avanzati per il tracciamento e valutando regolarmente i progressi, è possibile personalizzare la dieta per massimizzare i benefici di salute, migliorare il benessere e mantenere la ketosi in modo efficace.

Sezione Due: Ricette Chetogeniche

Dopo aver esplorato approfonditamente la teoria, i principi, e le strategie di successo della dieta chetogenica nella prima sezione di questo libro, siamo ora pronti a immergerci nel cuore pulsante di qualsiasi regime alimentare: il cibo. La Sezione Due è un vero e proprio viaggio culinario dedicato esclusivamente alle ricette chetogeniche che non solo soddisfano i criteri nutrizionali richiesti ma sono anche incredibilmente deliziose e variegate.

L'Arte della Cucina Chetogenica

Cucinare secondo i principi della dieta chetogenica può sembrare una sfida data la restrizione dei carboidrati, ma questa sezione dimostrerà quanto può essere ricca e soddisfacente. Attraverso le ricette proposte, scopriremo come ingredienti semplici possono trasformarsi in piatti straordinari che nutrono il corpo e deliziano il palato. Ogni ricetta è stata pensata per facilitare l'aderenza a un regime alimentare chetogenico mantenendo un occhio di riguardo per il gusto e la presentazione.

Categorie di Ricette

Per rendere la navigazione più semplice e l'applicazione della dieta più accessibile, le ricette sono suddivise in categorie specifiche, ognuna dedicata a soddisfare esigenze e momenti diversi della giornata:

- **Colazioni Energizzanti**: Iniziate le vostre giornate nel modo migliore con colazioni che vi caricheranno di energia senza appesantirvi. Da smoothie nutrienti a pancake senza farina, queste ricette sono perfette per chi cerca un primo pasto del giorno veloce, facile e soprattutto chetogenico.

- **Pranzi Semplici e Veloci**: Il pranzo è spesso un pasto complicato per chi è sempre in movimento. Le ricette di questa categoria sono ideali per essere preparate in anticipo o per essere assemblate rapidamente, garantendo un pranzo nutriente che si adatta perfettamente al vostro stile di vita dinamico.

- **Cene Saporite**: Le ricette di questa sezione trasformeranno le vostre cene in un'esperienza culinaria che tutta la famiglia può godere. Dai piatti unici a base di carne o pesce a opzioni vegetariane ricche e appaganti, qui troverete idee per rendere ogni cena un'occasione speciale.

- **Snack e Merende Salutari**: Gli snack sono essenziali per mantenere l'energia tra i pasti e questa categoria offre opzioni gustose e pratiche per tenere a bada la fame senza uscire dalla ketosi.

- **Dolci Senza Sensi di Colpa**: Chi dice che non si possa avere un dolce in una dieta chetogenica? Questa sezione è dedicata a dolci e dessert che potete gustare senza compromettere il vostro regime alimentare. Da torte a biscotti, questi dolci sono realizzati con dolcificanti naturali e ingredienti compatibili con la dieta chetogenica.

- **Bevande e Smoothies**: Dalle bevande energizzanti alle limonate rinfrescanti, questa categoria offre una varietà di opzioni per idratarsi in modo gustoso e originale, perfette per ogni momento della giornata.

- **Pietanze Festive e Occasioni Speciali**: Festeggiare in modo chetogenico è possibile con le ricette pensate per occasioni speciali e festività. Imparate a creare piatti che possono essere condivisi e apprezzati da tutti, garantendo che il cibo di festa sia delizioso e al tempo stesso sano.

- **Preparazioni di Base Chetogeniche**: Questa sezione include ricette per creare condimenti, salse, e altri elementi di base chetogenici che potete utilizzare per arricchire vari piatti, aggiungendo sapori intensi senza carboidrati aggiunti.

- **Piatti Vegetariani e Vegani**: Anche chi segue un regime alimentare privo di prodotti animali può godere della dieta chetogenica con queste ricette creativamente adattate per soddisfare esigenze vegetariane e vegane.

- **Ricette per il Piano Alimentare Chetogenico Chetogenico**: Infine, questa categoria fornisce ricette adatte ad essere preparate in anticipo per organizzare i pasti durante la settimana.

Conclusione

La Sezione Due è progettata per essere la vostra guida culinaria nel mondo della dieta chetogenica. Con queste ricette a portata di mano, avrete sempre una soluzione pratica, salutare e deliziosa per ogni pasto e occasione, assicurandovi di rimanere fedeli al vostro piano dietetico senza mai annoiarvi. Preparatevi a scoprire quanto può essere vario e gratificante il cibo chetogenico mentre continuate il vostro percorso verso una vita più sana.

Capitolo 1: Colazioni Energizzanti

1. Frittata di Spinaci e Ricotta

Tempo di Preparazione: 10 minuti
Tempo di Cottura: 15 minuti
Porzioni: 2
Ingredienti:

- 4 uova
- 100 g di ricotta
- 50 g di spinaci freschi
- 30 ml di olio d'oliva extra vergine
- Sale e pepe nero macinato fresco, q.b.
- 10 g di erba cipollina tritata

Istruzioni:

- In una ciotola, sbatti le uova con la ricotta, sale e pepe.
- Riscalda l'olio in una padella antiaderente a fuoco medio.
- Aggiungi gli spinaci e saltali fino a che non appassiscono, circa 1-2 minuti.
- Versa il composto di uova nella padella e cuoci per 5 minuti o fino a che l'orlo inizia a prendere forma.
- Trasferisci la padella nel forno (già preriscaldato a 180°C) e lascia cuocere per altri 10 minuti o fino a quando la frittata non è dorata e cotta al centro.
- Guarnisci con erba cipollina tritata prima di servire.

2. Uova Strapazzate al Tartufo

Tempo di Preparazione: 5 minuti
Tempo di Cottura: 10 minuti
Porzioni: 1
Ingredienti:

- 3 uova
- 15 ml di olio al tartufo
- Sale e pepe nero macinato fresco, q.b.
- 10 g di erba cipollina tritata

Istruzioni:

- Sbatti le uova con sale e pepe in una ciotola.
- Riscalda l'olio al tartufo in una padella a fuoco medio.
- Versa le uova e cuoci, mescolando continuamente, fino a che non sono completamente cotte ma ancora morbide.
- Servi immediatamente, guarnendo con erba cipollina tritata per un tocco di freschezza e sapore.

3. Yogurt Greco con Semi e Noci

Tempo di Preparazione: 5 minuti
Tempo di Cottura: 0 minuti
Porzioni: 1
Ingredienti:

- 150 g di yogurt greco intero senza zuccheri aggiunti
- 30 g di noci miste, tritate grossolanamente
- 15 g di semi di chia
- 5 g di stevia o un altro dolcificante chetogenico

Istruzioni:

- In una ciotola, mescola lo yogurt greco con il dolcificante chetogenico.
- Aggiungi le noci tritate e i semi di chia.
- Mescola bene e servi immediatamente per una colazione ricca di proteine e grassi sani.

4. Porridge di Semi di Lino

Tempo di Preparazione: 5 minuti
Tempo di Cottura: 10 minuti
Porzioni: 1
Ingredienti:

- 30 g di semi di lino macinati
- 200 ml di latte di mandorla non zuccherato
- 5 g di stevia o un altro dolcificante chetogenico
- 1 cucchiaino di cannella in polvere

Istruzioni:

- In un pentolino, combina i semi di lino macinati e il latte di mandorla.
- Cuoci a fuoco medio, mescolando costantemente fino a che il composto non inizia a ispessirsi.
- Rimuovi dal fuoco e aggiungi la stevia e la cannella.
- Lascia riposare per alcuni minuti prima di servire per una colazione nutriente e riscaldante.

5. Muffin alla Mandorla e Mirtilli

Tempo di Preparazione: 15 minuti
Tempo di Cottura: 25 minuti
Porzioni: 6
Ingredienti:

- 100 g di farina di mandorle
- 50 g di mirtilli freschi
- 2 uova
- 50 ml di olio di cocco fuso
- 5 g di stevia o un altro dolcificante chetogenico
- 1 cucchiaino di estratto di vaniglia
- 1 cucchiaino di lievito per dolci

Istruzioni:

- Preriscalda il forno a 180°C.
- In una ciotola, mescola la farina di mandorle, il lievito e il dolcificante.
- In un'altra ciotola, sbatti le uova con l'olio di cocco e l'estratto di vaniglia.
- Unisci i contenuti delle due ciotole e mescola bene.
- Aggiungi delicatamente i mirtilli.
- Distribuisci l'impasto in una teglia per muffin rivestita di carta da forno.
- Cuoci in forno per circa 25 minuti o fino a quando un stecchino inserito nei muffin esce pulito.
- Lascia raffreddare prima di servire.

6. Omelette con Spinaci e Feta

Tempo di Preparazione: 10 minuti
Tempo di Cottura: 10 minuti
Porzioni: 1
Ingredienti:

- 3 uova
- 50 g di spinaci freschi
- 30 g di feta sbriciolata
- 15 ml di olio d'oliva
- Sale e pepe nero macinato fresco, q.b.

Istruzioni:

- Sbatti le uova in una ciotola con sale e pepe.
- Riscalda l'olio in una padella e aggiungi gli spinaci, cuocendo fino a che non si appassiscono.
- Versa le uova battute sopra gli spinaci e cuoci a fuoco medio.
- Quando l'omelette inizia a rapprendersi ai bordi, cospargi la feta sbriciolata sopra.
- Piegala a metà e continua la cottura fino a che l'omelette non è completamente cotta.

- Servi calda per una colazione ricca e soddisfacente.

7. Pancake di Cocco

Tempo di Preparazione: 10 minuti
Tempo di Cottura: 15 minuti
Porzioni: 2
Ingredienti:
- 80 g di farina di cocco
- 2 uova
- 100 ml di latte di cocco
- 5 g di stevia o un altro dolcificante chetogenico
- 1 cucchiaino di lievito per dolci
- Olio di cocco per cucinare

Istruzioni:
- In una ciotola, mescola la farina di cocco, il lievito e il dolcificante.
- Aggiungi le uova e il latte di cocco, mescolando fino a ottenere un composto omogeneo.
- Riscalda un po' d'olio in una padella e versa un mestolo di impasto per ogni pancake.
- Cuoci fino a doratura su entrambi i lati.
- Servi caldo.

8. Toast di Avocado e Uovo in Camicia

Tempo di Preparazione: 10 minuti
Tempo di Cottura: 10 minuti
Porzioni: 1
Ingredienti:
- 1 fetta di pane chetogenico
- 1 avocado maturo
- 1 uovo
- 15 ml di olio d'oliva
- Sale e pepe nero macinato fresco, q.b.

Istruzioni:
- Tosta la fetta di pane chetogenico.
- Schiaccia l'avocado e spalmalo sul pane tostato.
- In una piccola padella, cuoci l'uovo in camicia nell'olio caldo.
- Posiziona l'uovo in camicia sopra l'avocado.
- Condisci con sale e pepe e servi.

9. Crepes di Farina di Noci Pecan

Tempo di Preparazione: 10 minuti
Tempo di Cottura: 20 minuti
Porzioni: 2
Ingredienti:
- 100 g di farina di noci pecan
- 2 uova
- 150 ml di latte di mandorla non zuccherato
- 10 ml di olio d'oliva per cucinare
- 5 g di stevia

Istruzioni:
- Mescola la farina di noci pecan, le uova e il latte di mandorla fino a ottenere un impasto liscio.
- Riscalda un po' d'olio in una padella antiaderente a fuoco medio.
- Versa una piccola quantità di impasto e inclina la padella per distribuirlo uniformemente.
- Cuoci fino a che non si formano bolle sulla superficie, poi girala e cuoci l'altro lato.
- Ripeti con il resto dell'impasto.
- Servi calde con il tuo condimento chetogenico preferito.

10. Scramble di Tofu e Verdure

Tempo di Preparazione: 10 minuti
Tempo di Cottura: 10 minuti
Porzioni: 1
Ingredienti:

- 200 g di tofu, sbriciolato
- 50 g di peperoni rossi, tritati
- 50 g di zucchine, tritate
- 30 ml di olio d'oliva
- Sale e pepe nero macinato fresco, q.b.
- 5 g di curcuma in polvere

Istruzioni:

- Riscalda l'olio in una padella a fuoco medio.
- Aggiungi il tofu sbriciolato, i peperoni e le zucchine.
- Cuoci mescolando frequentemente fino a che le verdure sono tenere e il tofu è dorato.
- Condisci con curcuma, sale e pepe.
- Servi caldo per una colazione ricca di proteine vegetali e sapori.

11. Mini Quiche Lorraine Chetogenica

Tempo di Preparazione: 20 minuti
Tempo di Cottura: 30 minuti
Porzioni: 4
Ingredienti:

- 100 g di farina di mandorle
- 50 ml di olio di cocco fuso
- 4 uova
- 100 g di pancetta affumicata, tritata
- 100 g di formaggio gruyère grattugiato
- 150 ml di panna da cucina
- Sale e pepe nero macinato fresco, q.b.

Istruzioni:

- Mescola la farina di mandorle e l'olio di cocco fino a formare una pasta morbida.
- Premi la pasta sul fondo e sui lati di piccoli stampi per muffin.
- In una padella, cuoci la pancetta fino a quando non diventa croccante.
- In una ciotola, sbatti le uova con la panna, sale e pepe.
- Aggiungi la pancetta e il formaggio grattugiato al composto di uova.
- Versa il composto negli stampi preparati.
- Cuoci in forno a 175°C per circa 30 minuti o fino a che le quiche sono dorate e ben cotte.
- Servi calde o a temperatura ambiente.

12. Zuppa di Avocado e Cetriolo Fredda

Tempo di Preparazione: 10 minuti
Tempo di Cottura: 0 minuti
Porzioni: 2
Ingredienti:

- 1 avocado maturo
- 1 cetriolo grande, pelato e tritato
- 200 ml di brodo di pollo freddo
- 30 ml di panna acida
- Succo di 1 lime
- Sale e pepe bianco macinato fresco, q.b.
- Erba cipollina tritata, per guarnire

Istruzioni:

- Metti l'avocado, il cetriolo, il brodo di pollo, il succo di lime e la panna acida in un frullatore.
- Frulla fino a ottenere una consistenza liscia e omogenea.

- Condisci con sale e pepe a piacere.
- Servi la zuppa fredda, guarnita con erba cipollina tritata.

13. Bowl di Chia e Bacche

Tempo di Preparazione: 15 minuti (più tempo per riposare durante la notte)
Tempo di Cottura: 0 minuti
Porzioni: 2
Ingredienti:
- 40 g di semi di chia
- 300 ml di latte di cocco
- 5 g di eritritolo o altro dolcificante chetogenico
- 100 g di bacche miste (lamponi, mirtilli, fragole)
- 10 g di cocco disidratato

Istruzioni:
- In una ciotola, mescola i semi di chia con il latte di cocco e il dolcificante.
- Lascia riposare la miscela in frigorifero durante la notte.
- Al mattino, aggiungi le bacche e il cocco disidratato.
- Mescola bene e servi per una colazione ricca di antiossidanti e fibre.

14. Barrette Energetiche al Burro di Mandorle

Tempo di Preparazione: 15 minuti
Tempo di Cottura: 20 minuti
Porzioni: 8
Ingredienti:
- 200 g di burro di mandorle
- 50 g di semi di zucca
- 50 g di semi di girasole
- 30 g di cocco disidratato
- 20 g di eritritolo o altro dolcificante chetogenico

Istruzioni:
- Preriscalda il forno a 180°C.
- In una ciotola, mescola tutti gli ingredienti fino a combinare bene.
- Stendi il composto in uno stampo rivestito di carta da forno, premendo bene per formare uno strato uniforme.
- Cuoci in forno per circa 20 minuti o fino a doratura.
- Lascia raffreddare completamente prima di tagliare in barrette.

15. Crepes Proteiche al Prosciutto e Formaggio

Tempo di Preparazione: 10 minuti
Tempo di Cottura: 10 minuti
Porzioni: 2
Ingredienti:
- 4 uova
- 50 ml di latte di mandorla
- 100 g di prosciutto cotto tritato
- 50 g di formaggio cheddar grattugiato
- Olio d'oliva per cucinare
- Sale e pepe, q.b.

Istruzioni:
- In una ciotola, sbatti le uova con il latte di mandorla, sale e pepe.
- Riscalda un po' d'olio in una padella antiaderente e versa metà del composto per formare una crepe.
- Distribuisci metà del prosciutto e del formaggio sulla crepe.
- Cuoci fino a quando il fondo della crepe è dorato, poi piegala a metà e cuoci ancora per un minuto.
- Ripeti con il resto degli ingredienti. Servi calde per una colazione ricca di proteine.

Capitolo 2: Pranzi Semplici e Veloci

1. Insalata di Pollo alla Mediterranea

Tempo di Preparazione: 15 minuti
Tempo di Cottura: 10 minuti
Porzioni: 2
Ingredienti:

- 300 g di petto di pollo grigliato, tagliato a strisce
- 100 g di insalata mista (lattuga, rucola, spinaci)
- 50 g di olive nere denocciolate
- 100 g di pomodorini, tagliati a metà
- 50 g di feta, sbriciolata
- 30 ml di olio extravergine di oliva
- Succo di 1 limone
- Sale e pepe nero macinato fresco, q.b.

Istruzioni:

- In una grande ciotola, combina l'insalata mista, il pollo grigliato, i pomodorini, le olive e la feta.
- In una piccola ciotola, mescola l'olio d'oliva e il succo di limone, sale e pepe per creare una vinaigrette.
- Versa la vinaigrette sull'insalata e mescola bene.
- Servi immediatamente o conserva in frigorifero per un pranzo fresco e pronto all'uso.

2. Avocado Ripieno di Tonno

Tempo di Preparazione: 10 minuti
Tempo di Cottura: 0 minuti
Porzioni: 2
Ingredienti:

- 2 avocado maturi
- 200 g di tonno al naturale, sgocciolato
- 30 g di cipolla rossa, tritata finemente
- 1 cucchiaio di maionese chetogenica
- Succo di 1/2 limone
- Sale e pepe, q.b.

Istruzioni:

- Taglia gli avocado a metà e rimuovi i noccioli.
- In una ciotola, mescola il tonno, la cipolla rossa, la maionese e il succo di limone.
- Condisci con sale e pepe a piacere.
- Riempie le cavità degli avocado con la miscela di tonno.
- Servi immediatamente o conserva in frigorifero fino al momento di mangiare.

3. Zuppa Fredda di Cetriolo e Yogurt

Tempo di Preparazione: 10 minuti
Tempo di Cottura: 0 minuti
Porzioni: 2
Ingredienti:

- 2 cetrioli grandi, pelati e tritati
- 250 g di yogurt greco intero
- 2 spicchi d'aglio, tritati
- 30 ml di olio extravergine di oliva
- Succo di 1 limone
- Sale e pepe bianco, q.b.
- Menta fresca, per guarnire

Istruzioni:

- In un frullatore, unisci i cetrioli, lo yogurt, l'aglio, l'olio d'oliva e il succo di limone.
- Frulla fino a ottenere una consistenza liscia e omogenea.
- Condisci con sale e pepe a piacere.
- Servi la zuppa fredda, guarnita con foglie di menta fresca.

4. Insalata Caprese con Mozzarella di Bufala

Tempo di Preparazione: 5 minuti
Tempo di Cottura: 0 minuti
Porzioni: 2
Ingredienti:

- 200 g di mozzarella di bufala, tagliata a fette
- 200 g di pomodori maturi, tagliati a fette
- Basilico fresco
- 30 ml di olio extravergine di oliva
- Sale e pepe nero macinato fresco, q.b.

Istruzioni:

- Disponi alternativamente fette di mozzarella e pomodoro su un piatto.
- Cospargi con foglie di basilico fresco.
- Condisci con olio d'oliva, sale e pepe.
- Servi immediatamente per un pranzo fresco e gustoso.

5. Roll di Prosciutto e Asparagi

Tempo di Preparazione: 15 minuti
Tempo di Cottura: 5 minuti
Porzioni: 2
Ingredienti:

- 10 asparagi freschi, puliti
- 10 fette di prosciutto crudo
- Olio extravergine di oliva
- Pepe nero macinato fresco, q.b.

Istruzioni:

- Blancia gli asparagi in acqua bollente per 2-3 minuti, poi immergili in acqua fredda per arrestarne la cottura.
- Avvolgi ciascun asparago in una fetta di prosciutto crudo.
- Disponi i roll su un piatto e irrorali leggermente con olio d'oliva.
- Spolvera con pepe nero e servi.

6. Insalata di Avocado e Salmone Affumicato

Tempo di Preparazione: 10 minuti
Tempo di Cottura: 0 minuti
Porzioni: 2
Ingredienti:

- 2 avocado maturi, tagliati a cubetti
- 200 g di salmone affumicato, tagliato a strisce
- 50 g di rucola
- 30 ml di olio extravergine di oliva
- Succo di 1 limone
- Sale e pepe nero macinato fresco, q.b.

Istruzioni:

- In una ciotola grande, unisci l'avocado, il salmone affumicato e la rucola.
- Condisci con olio d'oliva, succo di limone, sale e pepe.
- Mescola delicatamente per combinare.
- Servi immediatamente per un pranzo nutriente e ricco di grassi sani.

7. Pollo alla Griglia con Pesto di Rucola

Tempo di Preparazione: 15 minuti
Tempo di Cottura: 10 minuti
Porzioni: 2
Ingredienti:

- 2 petti di pollo
- 100 g di rucola
- 50 g di parmigiano reggiano grattugiato
- 50 ml di olio extravergine di oliva
- 1 spicchio d'aglio
- Sale e pepe nero macinato fresco, q.b.

Istruzioni:

- Griglia i petti di pollo fino a cottura completa e tagliali a fette.
- Per il pesto, combina la rucola, il parmigiano, l'olio d'oliva e l'aglio in un frullatore. Frulla fino a ottenere una salsa omogenea.
- Condisci il pesto con sale e pepe.
- Servi il pollo caldo con una generosa porzione di pesto sopra.

8. Zoodles di Zucchine al Limone e Parmigiano

Tempo di Preparazione: 10 minuti
Tempo di Cottura: 5 minuti
Porzioni: 2
Ingredienti:

- 4 zucchine grandi, trasformate in zoodles
- 30 g di parmigiano reggiano grattugiato
- 30 ml di olio extravergine di oliva
- Succo e zest di 1 limone
- Sale e pepe nero macinato fresco, q.b.

Istruzioni:

- In una padella grande, salta gli zoodles di zucchine nell'olio per 3-4 minuti fino a che non sono teneri.
- Togli dal fuoco e condisci con succo di limone, zest, sale e pepe.
- Cospargi con parmigiano reggiano grattugiato prima di servire.

9. Crema Fredda di Avocado e Cetriolo

Tempo di Preparazione: 10 minuti
Tempo di Cottura: 0 minuti
Porzioni: 2
Ingredienti:

- 2 avocado maturi
- 2 cetrioli, pelati e tagliati a pezzi
- 200 ml di brodo vegetale freddo
- 30 ml di panna acida
- Succo di 1 lime
- Sale e pepe bianco, q.b.

Istruzioni:

- In un frullatore, unisci l'avocado, il cetriolo, il brodo vegetale, la panna acida e il succo di lime.
- Frulla fino a ottenere una consistenza liscia.
- Condisci con sale e pepe a piacere.
- Servi la crema fredda per un pranzo rinfrescante e leggero.

10. Insalata di Spinaci con Uova e Pancetta

Tempo di Preparazione: 10 minuti
Tempo di Cottura: 5 minuti
Porzioni: 2
Ingredienti:

- 150 g di spinaci freschi

- 4 uova sode, tagliate a spicchi
- 100 g di pancetta, fritta e sbriciolata
- 30 ml di olio extravergine di oliva
- 15 ml di aceto balsamico
- Sale e pepe nero macinato fresco, q.b.

Istruzioni:

- In una grande ciotola, unisci gli spinaci, le uova e la pancetta.
- In una piccola ciotola, mescola l'olio d'oliva con l'aceto balsamico, sale e pepe per fare il condimento.
- Versa il condimento sull'insalata e mescola bene.
- Servi immediatamente per un pranzo ricco di proteine e sapori intensi.

11. Insalata di Tacchino e Avocado

Tempo di Preparazione: 15 minuti
Tempo di Cottura: 0 minuti
Porzioni: 2
Ingredienti:

- 200 g di petto di tacchino arrosto, tagliato a cubetti
- 2 avocado maturi, tagliati a cubetti
- 100 g di foglie di lattuga romana
- 50 g di noci, tritate grossolanamente
- 30 ml di olio extravergine di oliva
- Succo di 1 limone
- Sale e pepe nero macinato fresco, q.b.

Istruzioni:

- In una grande ciotola, combina il tacchino, l'avocado, la lattuga e le noci.
- In una ciotola più piccola, mescola l'olio d'oliva e il succo di limone per fare una vinaigrette.
- Condisci la vinaigrette con sale e pepe a piacere.

- Versa la vinaigrette sull'insalata e mescola delicatamente.
- Servi immediatamente per un pranzo ricco di proteine e grassi sani.

12. Tortino di Salmone

Tempo di Preparazione: 20 minuti
Tempo di Cottura: 25 minuti
Porzioni: 4
Ingredienti:

- 400 g di salmone fresco, tritato
- 2 uova
- 50 g di farina di mandorle
- 30 ml di panna acida
- 1 cucchiaio di aneto fresco tritato
- Sale e pepe nero macinato fresco, q.b.
- Olio di oliva per ungere

Istruzioni:

- Preriscalda il forno a 180°C.
- In una ciotola, mescola il salmone, le uova, la farina di mandorle, la panna acida e l'aneto.
- Condisci con sale e pepe.
- Ungi leggermente quattro stampini da forno e distribuisci il composto di salmone.
- Cuoci in forno per circa 25 minuti o fino a che i tortini sono ben cotti e dorati in superficie.
- Lascia raffreddare per alcuni minuti prima di servire.

13. Zuppa di Broccoli e Cheddar

Tempo di Preparazione: 10 minuti
Tempo di Cottura: 20 minuti
Porzioni: 4
Ingredienti:

- 400 g di broccoli, tagliati a piccoli pezzi
- 200 g di cheddar grattugiato
- 1 litro di brodo di pollo
- 100 ml di panna da cucina
- Sale e pepe nero macinato fresco, q.b.

Istruzioni:

- In una pentola grande, porta a ebollizione il brodo di pollo.
- Aggiungi i broccoli e cuoci fino a che non sono teneri, circa 10 minuti.
- Usa un frullatore a immersione per frullare i broccoli direttamente nella pentola fino a ottenere una consistenza liscia.
- Aggiungi la panna e il cheddar, e riscalda a fuoco medio, mescolando fino a che il formaggio non si è completamente sciolto.
- Condisci con sale e pepe.
- Servi calda per un pranzo confortante e nutriente.

14. Insalata Greca Chetogenica

Tempo di Preparazione: 10 minuti
Tempo di Cottura: 0 minuti
Porzioni: 2
Ingredienti:

- 200 g di cetrioli, tagliati a dadini
- 150 g di pomodorini, tagliati a metà
- 100 g di peperoni rossi, tagliati a strisce
- 100 g di feta, tagliata a cubetti
- 50 g di olive nere
- 30 ml di olio extravergine di oliva
- 15 ml di aceto di vino rosso
- 1 cucchiaino di origano secco
- Sale e pepe nero macinato fresco, q.b.

Istruzioni:

- In una grande ciotola, combina cetrioli, pomodorini, peperoni, feta e olive.
- In una ciotola più piccola, mescola l'olio d'oliva, l'aceto di vino rosso, l'origano, il sale e il pepe per creare il condimento.
- Versa il condimento sull'insalata e mescola bene.
- Servi fresca per un pranzo leggero e rinfrescante.

15. Bowl di Pollo e Avocado

Tempo di Preparazione: 15 minuti
Tempo di Cottura: 0 minuti
Porzioni: 2
Ingredienti:

- 200 g di petto di pollo cotto, tagliato a cubetti
- 2 avocado, tagliati a cubetti
- 100 g di lattuga romana, tritata
- 50 g di formaggio cheddar, grattugiato
- 30 ml di salsa ranch chetogenica
- Sale e pepe nero macinato fresco, q.b.

Istruzioni:

- In una ciotola grande, combina il pollo, l'avocado, la lattuga e il cheddar.
- Condisci con la salsa ranch, sale e pepe.
- Mescola delicatamente fino a che tutto è ben combinato.
- Servi immediatamente per un pranzo ricco e soddisfacente.

16. Involtini di Lattuga con Pollo e Avocado

Tempo di Preparazione: 15 minuti
Tempo di Cottura: 0 minuti
Porzioni: 2
Ingredienti:

- 200 g di petto di pollo arrosto, tagliato a strisce

- 1 avocado, tagliato a fettine
- 100 g di carote, tagliate a bastoncini
- 8 foglie di lattuga romana grandi
- 30 ml di maionese chetogenica
- 10 ml di salsa sriracha (opzionale, controlla i carboidrati se strettamente chetogenico)
- Sale e pepe nero macinato fresco, q.b.

Istruzioni:

- In una ciotola, mescola il pollo con la maionese e la salsa sriracha, se usata.
- Prendi una foglia di lattuga, disponi al centro alcune strisce di pollo, qualche fetta di avocado e bastoncini di carota.
- Condisci con sale e pepe.
- Arrotola la foglia di lattuga per chiudere il contenuto come un involtino.
- Ripeti per tutte le foglie di lattuga.
- Servi gli involtini come un pranzo fresco e soddisfacente.

17. Zuppa di Funghi e Crema di Cocco

Tempo di Preparazione: 10 minuti
Tempo di Cottura: 20 minuti
Porzioni: 2
Ingredienti:

- 300 g di funghi, tritati grossolanamente
- 200 ml di latte di cocco
- 500 ml di brodo di verdure
- 1 spicchio d'aglio, tritato
- 30 ml di olio extravergine di oliva
- Sale e pepe nero macinato fresco, q.b.

Istruzioni:

- In una pentola, riscalda l'olio e soffriggi l'aglio tritato fino a che non diventa dorato.

- Aggiungi i funghi e cuoci fino a che non sono morbidi.
- Versa il brodo di verdure e porta a ebollizione.
- Riduci il calore e lascia sobbollire per 15 minuti.
- Aggiungi il latte di cocco e cuoci per altri 5 minuti.
- Usa un frullatore a immersione per frullare la zuppa fino a ottenere una consistenza liscia.
- Condisci con sale e pepe.
- Servi calda per un pranzo nutriente e riscaldante.

18. Insalata di Salmone e Asparagi

Tempo di Preparazione: 20 minuti
Tempo di Cottura: 10 minuti
Porzioni: 2
Ingredienti:

- 200 g di salmone alla griglia, freddo e sbriciolato
- 150 g di asparagi, cotti e tagliati a pezzi
- 100 g di mix di insalata verde
- 30 ml di olio extravergine di oliva
- Succo di 1 limone
- Sale e pepe nero macinato fresco, q.b.

Istruzioni:

- In una ciotola grande, combina il salmone, gli asparagi e l'insalata verde.
- In una ciotola piccola, mescola l'olio d'oliva e il succo di limone per fare una vinaigrette.
- Versa la vinaigrette sull'insalata e mescola delicatamente.
- Condisci con sale e pepe a piacere.
- Servi immediatamente per un pranzo leggero ma ricco di omega-3.

19. Crepes di Spinaci e Ricotta

Tempo di Preparazione: 20 minuti
Tempo di Cottura: 10 minuti
Porzioni: 2
Ingredienti:

- 2 uova
- 100 ml di latte di mandorla
- 50 g di farina di cocco
- 200 g di spinaci freschi, tritati
- 100 g di ricotta
- Sale e pepe nero macinato fresco, q.b.
- Olio d'oliva per cucinare

Istruzioni:

- In una ciotola, sbatti le uova, il latte di mandorla e la farina di cocco fino a ottenere un impasto liscio.
- In una padella, cuoci gli spinaci tritati fino a che non sono appassiti.
- Mescola gli spinaci con la ricotta, sale e pepe.
- Riscalda un po' d'olio in una padella antiaderente e versa una porzione di impasto, distribuendolo uniformemente.
- Cuoci per circa 2 minuti per lato fino a doratura.
- Riempie ogni crepe con il mix di spinaci e ricotta e piegala a metà.
- Servi calde.

20. Insalata di Anatra e Avocado

Tempo di Preparazione: 15 minuti
Tempo di Cottura: 0 minuti
Porzioni: 2
Ingredienti:

- 200 g di petto di anatra affumicata, tagliato a fette
- 2 avocado, tagliati a fette
- 100 g di mix di insalata verde
- 30 ml di olio di noce
- 15 ml di aceto balsamico
- Sale e pepe nero macinato fresco, q.b.

Istruzioni:

- In una grande ciotola, disponi il mix di insalata verde.
- Aggiungi sopra le fette di anatra e di avocado.
- In una ciotola piccola, mescola l'olio di noce e l'aceto balsamico per creare un'emulsione.
- Versa l'emulsione sull'insalata e mescola delicatamente.
- Condisci con sale e pepe.
- Servi subito per un pranzo sofisticato e nutriente.

Capitolo 3: Cene Saporite

1. Spigola al Forno con Erbe Aromatiche

Tempo di Preparazione: 10 minuti
Tempo di Cottura: 20 minuti
Porzioni: 2
Ingredienti:

- 2 spigole intere, eviscerate e pulite
- 30 ml di olio extravergine di oliva
- 1 limone, affettato
- 1 mazzetto di erbe aromatiche fresche (timo, rosmarino, prezzemolo)
- Sale e pepe nero macinato fresco, q.b.

Istruzioni:

- Preriscalda il forno a 200°C.
- Strofina le spigole con olio d'oliva, sale e pepe.
- Riempie la cavità di ciascun pesce con fette di limone e erbe aromatiche.
- Avvolgi i pesci in fogli di alluminio e cuoci in forno per circa 20 minuti o fino a cottura completa.
- Servi subito, guarnendo con ulteriori erbe fresche se desiderato.

2. Costolette di Agnello con Salsa alla Menta

Tempo di Preparazione: 15 minuti
Tempo di Cottura: 20 minuti
Porzioni: 2
Ingredienti:

- 4 costolette di agnello
- 30 ml di olio extravergine di oliva
- 1 mazzetto di menta fresca, tritata
- 1 spicchio d'aglio, tritato
- Succo di 1 limone
- Sale e pepe nero macinato fresco, q.b.

Istruzioni:

- Strofina le costolette con sale, pepe e un po' di olio d'oliva.
- Griglia le costolette su una griglia calda fino a cottura desiderata, circa 3-4 minuti per lato per una cottura media-rara.
- Per la salsa, combina la menta, l'aglio, il succo di limone e il resto dell'olio in una ciotola.
- Servi le costolette calde con un cucchiaio di salsa alla menta sopra.

3. Pollo alla Cacciatora

Tempo di Preparazione: 20 minuti
Tempo di Cottura: 45 minuti
Porzioni: 4
Ingredienti:

- 1 pollo intero, tagliato a pezzi
- 100 g di olive nere, denocciolate
- 400 g di pomodori pelati, tritati
- 1 cipolla grande, tritata
- 2 spicchi d'aglio, tritati
- 200 ml di vino rosso
- 30 ml di olio extravergine di oliva
- 1 rametto di rosmarino
- Sale e pepe nero macinato fresco, q.b.

Istruzioni:

- In una grande padella, soffriggi la cipolla e l'aglio nell'olio fino a che non diventano traslucidi.
- Aggiungi il pollo e rosolalo fino a doratura su tutti i lati.
- Versa il vino rosso e lascia evaporare l'alcool.

- Aggiungi i pomodori, le olive e il rosmarino.
- Copri e lascia cuocere a fuoco lento per circa 45 minuti.
- Assicurati che il pollo sia ben cotto e la salsa sia ridotta. Regola di sale e pepe.
- Servi caldo con un contorno di verdure grigliate.

4. Filetto di Manzo al Pepe Verde

Tempo di Preparazione: 10 minuti
Tempo di Cottura: 15 minuti
Porzioni: 2
Ingredienti:

- 2 filetti di manzo (circa 200 g ciascuno)
- 30 ml di brandy
- 100 ml di panna da cucina
- 1 cucchiaio di pepe verde in salamoia, schiacciato
- 30 ml di olio extravergine di oliva
- Sale, q.b.

Istruzioni:

- Riscalda l'olio in una padella pesante e cuoci i filetti di manzo su fuoco alto per circa 3-4 minuti per lato per una cottura al sangue.
- Togli i filetti dalla padella e tienili al caldo.
- Nella stessa padella, aggiungi il brandy e lascia ridurre di metà.
- Aggiungi il pepe verde e la panna, mescolando bene e lasciando addensare la salsa.
- Rimetti i filetti nella padella per un minuto, bagnandoli con la salsa.
- Servi i filetti caldi con la salsa al pepe verde.

5. Risotto ai Funghi Porcini

Tempo di Preparazione: 10 minuti
Tempo di Cottura: 25 minuti
Porzioni: 4
Ingredienti:

- 300 g di riso Arborio
- 200 g di funghi porcini freschi, tagliati a fette
- 1 litro di brodo di verdure, caldo
- 1 cipolla piccola, tritata
- 100 ml di vino bianco
- 50 g di parmigiano reggiano grattugiato
- 30 ml di olio extravergine di oliva
- Sale e pepe nero macinato fresco, q.b.

Istruzioni:

- In una padella larga, soffriggi la cipolla nell'olio fino a che non diventa trasparente.
- Aggiungi i funghi e cuoci fino a che non sono dorati.
- Versa il riso e tostalo per un paio di minuti.
- Sfuma con il vino bianco e lascia evaporare.
- Aggiungi il brodo caldo un mestolo alla volta, aspettando che il liquido sia assorbito prima di aggiungere il successivo.
- Quando il riso è cotto al dente, togli dal fuoco e manteca con il parmigiano.
- Servi immediatamente con una spolverata di pepe nero.

6. Tagliata di Manzo su Letto di Rucola e Grana

Tempo di Preparazione: 10 minuti
Tempo di Cottura: 10 minuti
Porzioni: 2
Ingredienti:

- 400 g di controfiletto di manzo
- 100 g di rucola
- 50 g di scaglie di Grana Padano
- 30 ml di aceto balsamico
- 30 ml di olio extravergine di oliva
- Sale grosso e pepe nero macinato fresco, q.b.

Istruzioni:

- Cospargi la carne con sale grosso e pepe.
- Riscalda una padella a fuoco alto e cuoci il controfiletto 3-5 minuti per lato, a seconda dello spessore e delle preferenze di cottura.
- Lascia riposare la carne per 5 minuti, poi tagliala a fette sottili.
- Disponi la rucola su un piatto, aggiungi le fette di manzo, le scaglie di Grana, e condisci con olio e aceto balsamico.
- Servi immediatamente per una cena elegante e saporita.

7. Salmone al Forno con Pesto di Basilico

Tempo di Preparazione: 10 minuti
Tempo di Cottura: 20 minuti
Porzioni: 2
Ingredienti:

- 2 filetti di salmone (circa 200 g ciascuno)
- 50 g di basilico fresco
- 30 g di pinoli
- 30 g di parmigiano reggiano grattugiato
- 1 spicchio d'aglio
- 60 ml di olio extravergine di oliva
- Sale e pepe nero macinato fresco, q.b.

Istruzioni:

- Preriscalda il forno a 200°C.
- Per il pesto, frulla basilico, pinoli, parmigiano, aglio e olio fino a ottenere una pasta omogenea.
- Disponi i filetti di salmone su una teglia rivestita di carta forno, salali e pepali.
- Spalma il pesto sopra i filetti di salmone.
- Cuoci in forno per circa 20 minuti o fino a quando il salmone è cotto a puntino.
- Servi caldo per una cena nutriente e aromatica.

8. Melanzane alla Parmigiana Light

Tempo di Preparazione: 20 minuti
Tempo di Cottura: 30 minuti
Porzioni: 4
Ingredienti:

- 2 melanzane grandi, tagliate a fette spesse 1 cm
- 400 g di passata di pomodoro
- 200 g di mozzarella di bufala, tagliata a fette
- 50 g di parmigiano reggiano grattugiato
- Basilico fresco, q.b.
- Olio extravergine di oliva, q.b.
- Sale e pepe nero macinato fresco, q.b.

Istruzioni:

- Griglia le fette di melanzane fino a che non sono morbide e leggermente carbonizzate.
- In una pirofila, alterna strati di melanzane, passata di pomodoro, mozzarella, basilico e parmigiano.
- Ripeti fino a esaurimento degli ingredienti, terminando con una spolverata di parmigiano.
- Cuoci in forno a 180°C per 30 minuti o fino a che la superficie è dorata e bollente.
- Lascia riposare per 10 minuti prima di servire.

9. Gamberi Saltati con Aglio e Peperoncino

Tempo di Preparazione: 10 minuti
Tempo di Cottura: 10 minuti
Porzioni: 2
Ingredienti:

- 400 g di gamberi sgusciati e puliti
- 4 spicchi d'aglio, tritati
- 2 peperoncini rossi freschi, tritati
- 30 ml di olio extravergine di oliva
- Succo di 1 limone
- Prezzemolo fresco tritato, q.b.
- Sale e pepe nero macinato fresco, q.b.

Istruzioni:

- Riscalda l'olio in una padella grande su fuoco medio-alto.
- Aggiungi l'aglio e il peperoncino, e soffriggi per un minuto.
- Aggiungi i gamberi e cuoci per circa 2-3 minuti per lato o fino a che sono rosa e cotti.
- Spremi il succo di limone sui gamberi, condisci con sale e pepe, e cospargi di prezzemolo fresco.
- Servi immediatamente per una cena leggera e piccante.

10. Risotto ai Carciofi e Prosciutto Crudo

Tempo di Preparazione: 10 minuti
Tempo di Cottura: 25 minuti
Porzioni: 4
Ingredienti:

- 300 g di riso Arborio
- 200 g di carciofi puliti e tagliati a spicchi
- 100 g di prosciutto crudo, tagliato a strisce
- 1 litro di brodo vegetale, caldo
- 1 cipolla piccola, tritata
- 100 ml di vino bianco
- 50 g di parmigiano reggiano grattugiato
- 30 ml di olio extravergine di oliva
- Sale e pepe nero macinato fresco, q.b.

Istruzioni:

- In una padella larga, soffriggi la cipolla nell'olio fino a che non diventa trasparente.
- Aggiungi i carciofi e cuoci per 5 minuti.
- Versa il riso e tostalo per un paio di minuti.
- Sfuma con il vino bianco e lascia evaporare.
- Aggiungi il brodo caldo un mestolo alla volta, aspettando che il liquido sia assorbito prima di aggiungere il successivo.
- A metà cottura, aggiungi il prosciutto crudo.

- Quando il riso è cotto al dente, togli dal fuoco e manteca con il parmigiano.
- Servi immediatamente con una spolverata di pepe nero.

11. Bistecca alla Fiorentina con Insalata di Rucola

Tempo di Preparazione: 10 minuti
Tempo di Cottura: 10 minuti (più tempo per riposare)
Porzioni: 2
Ingredienti:
- 1 Bistecca alla Fiorentina (circa 800 g)
- 100 g di rucola
- 30 g di scaglie di parmigiano reggiano
- 30 ml di olio extravergine di oliva
- Succo di 1 limone
- Sale grosso e pepe nero macinato fresco, q.b.

Istruzioni:
- Preriscalda una griglia o una padella grigliata a fuoco alto.
- Strofina la bistecca con sale grosso e pepe.
- Griglia la bistecca per 5 minuti per lato o fino al grado di cottura desiderato.
- Lascia riposare la carne per 5 minuti prima di tagliarla.
- Nel frattempo, mescola la rucola con l'olio d'oliva, il succo di limone, sale e pepe.
- Servi la bistecca con l'insalata di rucola e guarnisci con scaglie di parmigiano.

12. Orata al Cartoccio con Pomodorini e Olive

Tempo di Preparazione: 10 minuti
Tempo di Cottura: 20 minuti
Porzioni: 2
Ingredienti:
- 2 orate intere, eviscerate e pulite
- 100 g di pomodorini ciliegia, tagliati a metà
- 50 g di olive nere, denocciolate
- 2 spicchi d'aglio, affettati
- 30 ml di vino bianco
- Olio extravergine di oliva, q.b.
- Sale e pepe nero macinato fresco, q.b.
- Qualche rametto di timo fresco

Istruzioni:
- Preriscalda il forno a 200°C.
- Prepara due fogli di carta forno abbastanza grandi da avvolgere completamente le orate.
- Disponi ogni orata su un foglio, e riempi la cavità con aglio, timo, e qualche pomodorino e oliva.
- Condisci con sale, pepe, un filo d'olio e un po' di vino bianco.
- Chiudi i cartocci sigillandoli bene e cuoci in forno per 20 minuti.
- Servi direttamente nel cartoccio per un effetto aromatico e gustoso.

13. Lasagne Low-Carb ai Funghi e Salsiccia

Tempo di Preparazione: 20 minuti
Tempo di Cottura: 40 minuti
Porzioni: 4
Ingredienti:
- 200 g di funghi, affettati
- 200 g di salsiccia, sbriciolata

- 300 ml di besciamella chetogenica
- 100 g di formaggio mozzarella, grattugiato
- Foglie di lasagna chetogeniche (a base di farina di mandorle o cocco)
- Olio extravergine di oliva, q.b.
- Sale e pepe nero macinato fresco, q.b.

Istruzioni:

- In una padella, soffriggi i funghi e la salsiccia sbriciolata fino a doratura.
- In una pirofila, alterna strati di foglie di lasagna, funghi e salsiccia, besciamella e mozzarella.
- Ripeti gli strati fino a esaurimento degli ingredienti, terminando con un ultimo strato di besciamella e mozzarella.
- Cuoci in forno a 180°C per 40 minuti o fino a che la superficie sia dorata e bollente.
- Lascia riposare per 10 minuti prima di servire.

14. Involtini di Melanzane alla Parmigiana

Tempo di Preparazione: 20 minuti
Tempo di Cottura: 30 minuti
Porzioni: 4
Ingredienti:

- 2 melanzane grandi, tagliate longitudinalmente a fette sottili
- 200 g di ricotta
- 100 g di spinaci freschi
- 200 g di passata di pomodoro
- 100 g di mozzarella, tagliata a cubetti
- 50 g di parmigiano reggiano grattugiato
- Olio extravergine di oliva, q.b.
- Sale e pepe nero macinato fresco, q.b.

Istruzioni:

- Griglia le fette di melanzane fino a che non siano morbide.
- In una ciotola, mescola la ricotta con gli spinaci, sale e pepe.
- Spalma ogni fetta di melanzana con il composto di ricotta, aggiungi qualche cubetto di mozzarella, e arrotola.
- Disponi gli involtini in una teglia, copri con passata di pomodoro e spolvera con parmigiano.
- Cuoci in forno a 180°C per 30 minuti.
- Servi caldi, spolverati con ulteriore parmigiano.

15. Spiedini di Pollo e Peperoni

Tempo di Preparazione: 20 minuti
Tempo di Cottura: 10 minuti
Porzioni: 4
Ingredienti:

- 400 g di petto di pollo, tagliato a cubi
- 2 peperoni (rosso e giallo), tagliati a pezzi
- 1 cipolla rossa, tagliata a pezzi
- Olio extravergine di oliva, q.b.
- Succo di 1 limone
- 1 cucchiaino di paprika
- Sale e pepe nero macinato fresco, q.b.

Istruzioni:

- In una ciotola, marina il pollo con olio, succo di limone, paprika, sale e pepe per almeno 1 ora.
- Infila il pollo, i peperoni e la cipolla alternati su spiedini.
- Griglia gli spiedini su una griglia ben calda, girandoli frequentemente, fino a cottura completa del pollo, circa 10 minuti.
- Servi caldi, accompagnati da una salsa di yogurt o tzatziki.

16. Stufato di Manzo alla Toscana

Tempo di Preparazione: 20 minuti
Tempo di Cottura: 2 ore
Porzioni: 4
Ingredienti:

- 500 g di manzo, tagliato a cubetti
- 200 ml di vino rosso
- 400 g di pomodori pelati
- 2 carote, tagliate a cubetti
- 2 coste di sedano, tagliate a cubetti
- 1 cipolla grande, tritata
- 2 spicchi d'aglio, tritati
- 30 ml di olio extravergine di oliva
- Rosmarino fresco, q.b.
- Sale e pepe nero macinato fresco, q.b.

Istruzioni:

- In una casseruola grande, riscalda l'olio e soffriggi la cipolla e l'aglio fino a doratura.
- Aggiungi il manzo e rosolalo fino a quando non sarà ben sigillato su tutti i lati.
- Sfuma con il vino rosso e lascia evaporare.
- Aggiungi i pomodori, le carote, il sedano, il rosmarino, sale e pepe.
- Copri e lascia cuocere a fuoco lento per circa 2 ore, fino a quando la carne non sarà tenera.
- Servi caldo, idealmente con una porzione di polenta cremosa.

17. Risotto ai Frutti di Mare

Tempo di Preparazione: 15 minuti
Tempo di Cottura: 25 minuti
Porzioni: 4

Ingredienti:

- 300 g di riso Arborio
- 400 g di misto di frutti di mare (cozze, vongole, gamberetti)
- 1 litro di brodo di pesce
- 1 cipolla piccola, tritata
- 100 ml di vino bianco
- 30 ml di olio extravergine di oliva
- Prezzemolo fresco tritato, q.b.
- Sale e pepe, q.b.

Istruzioni:

- In una padella larga, soffriggi la cipolla nell'olio fino a che non diventa trasparente.
- Aggiungi il riso e tostalo leggermente.
- Sfuma con il vino bianco e lascia evaporare.
- Aggiungi gradualmente il brodo caldo, un mestolo alla volta, aspettando l'assorbimento completo prima di aggiungere il successivo.
- A metà cottura, aggiungi i frutti di mare.
- Continua a cuocere fino a quando il riso è al dente e i frutti di mare sono completamente cotti.
- Condisci con prezzemolo, sale e pepe.
- Servi immediatamente, guarnito con ulteriore prezzemolo fresco.

18. Cotolette di Melanzane alla Parmigiana

Tempo di Preparazione: 20 minuti
Tempo di Cottura: 30 minuti
Porzioni: 4
Ingredienti:

- 2 melanzane grandi, tagliate a fette sottili
- 200 g di passata di pomodoro

- 150 g di mozzarella, tagliata a fette
- 50 g di parmigiano reggiano grattugiato
- 2 uova, sbattute
- 100 g di farina di mandorle
- Olio extravergine di oliva, per friggere
- Basilico fresco, q.b.
- Sale e pepe, q.b.

Istruzioni:

- Immergi le fette di melanzana prima nella farina di mandorle, poi nelle uova sbattute.
- Friggi le fette in olio caldo fino a doratura.
- In una pirofila, alterna strati di melanzane fritte, passata di pomodoro, mozzarella e parmigiano.
- Cuoci in forno a 180°C per 30 minuti o fino a che la superficie sia dorata e bollente.
- Guarnisci con basilico fresco prima di servire.

19. Polenta con Ragù di Salsiccia

Tempo di Preparazione: 10 minuti
Tempo di Cottura: 45 minuti
Porzioni: 4
Ingredienti:

- 200 g di polenta istantanea
- 400 g di salsiccia, sbriciolata
- 400 g di pomodori pelati
- 1 cipolla, tritata
- 30 ml di olio extravergine di oliva
- Sale e pepe, q.b.

Istruzioni:

- In una padella, soffriggi la cipolla nell'olio fino a che non diventa trasparente.
- Aggiungi la salsiccia sbriciolata e cuoci fino a doratura.
- Versa i pomodori e cuoci a fuoco lento per circa 30 minuti.
- Nel frattempo, cuoci la polenta secondo le istruzioni del pacchetto.
- Servi la polenta calda con il ragù di salsiccia sopra.

20. Spaghetti di Zucchine al Pesto di Rucola

Tempo di Preparazione: 15 minuti
Tempo di Cottura: 5 minuti
Porzioni: 4
Ingredienti:

- 4 zucchine grandi, trasformate in spaghetti
- 100 g di rucola
- 50 g di mandorle
- 50 g di parmigiano reggiano grattugiato
- 1 spicchio d'aglio
- 60 ml di olio extravergine di oliva
- Sale e pepe, q.b.

Istruzioni:

- Per il pesto, frulla la rucola, le mandorle, il parmigiano, l'aglio e l'olio fino a ottenere una salsa omogenea. Condisci con sale e pepe.
- In una padella, salta gli spaghetti di zucchine nell'olio per 2-3 minuti fino a che non sono teneri.
- Togli dal fuoco e mescola con il pesto di rucola.
- Servi immediatamente, offrendo una cena leggera ma ricca di sapori.

Capitolo 4: Snack e Merende Salutari

1. Bastoncini di Mozzarella al Forno

Tempo di Preparazione: 10 minuti
Tempo di Cottura: 8 minuti
Porzioni: 4
Ingredienti:
- 200 g di mozzarella, tagliata a bastoncini
- 50 g di farina di mandorle
- 1 uovo, sbattuto
- 30 g di parmigiano reggiano grattugiato
- 1 cucchiaino di origano secco
- Sale e pepe nero macinato fresco, q.b.

Istruzioni:
- Preriscalda il forno a 200°C e rivesti una teglia con carta da forno.
- Mescola la farina di mandorle con il parmigiano e l'origano.
- Immergi i bastoncini di mozzarella prima nell'uovo battuto e poi nel mix di farina di mandorle.
- Disponi i bastoncini sulla teglia preparata.
- Cuoci in forno per circa 8 minuti o fino a doratura.
- Servi caldi come uno snack croccante e soddisfacente.

2. Mini Frittate ai Funghi

Tempo di Preparazione: 15 minuti
Tempo di Cottura: 20 minuti
Porzioni: 6

Ingredienti:
- 6 uova
- 100 g di funghi champignon, affettati
- 50 g di formaggio cheddar, grattugiato
- 30 ml di panna da cucina
- Olio extravergine di oliva, q.b.
- Sale e pepe nero macinato fresco, q.b.

Istruzioni:
- Preriscalda il forno a 180°C.
- In una padella, soffriggi i funghi nell'olio fino a cottura.
- In una ciotola, sbatti le uova con la panna, il sale e il pepe.
- Unisci i funghi e il cheddar grattugiato.
- Versa il composto in stampini da muffin precedentemente oliati.
- Cuoci in forno per 20 minuti o fino a che le frittate sono ben gonfie e dorate.
- Servi calde o a temperatura ambiente come snack proteico.

3. Chips di Cavolo Nero al Forno

Tempo di Preparazione: 5 minuti
Tempo di Cottura: 10 minuti
Porzioni: 4
Ingredienti:
- 200 g di cavolo nero, tagliato a pezzi e senza gambi
- 15 ml di olio extravergine di oliva
- Sale e pepe nero macinato fresco, q.b.

Istruzioni:
- Preriscalda il forno a 180°C.
- In una ciotola grande, mescola il cavolo nero con l'olio, sale e pepe.
- Disponi i pezzi di cavolo su una teglia rivestita con carta da forno, assicurandoti che non si sovrappongano.

- Cuoci in forno per 10 minuti o fino a che le chips sono croccanti.
- Lascia raffreddare e servili come uno snack leggero e croccante.

4. Olive Ripiene di Mandorle

Tempo di Preparazione: 10 minuti
Tempo di Cottura: 0 minuti
Porzioni: 4
Ingredienti:
- 200 g di olive verdi grandi, denocciolate
- 50 g di mandorle
- Olio extravergine di oliva, q.b.
- Erbe aromatiche tritate (timo, rosmarino), q.b.

Istruzioni:
- Farcisci ciascuna oliva con una mandorla.
- Disponi le olive in un piatto e irrorale con un filo d'olio d'oliva.
- Cospargi con le erbe aromatiche tritate.
- Servi come un semplice e gustoso snack.

5. Avocado Ripieni di Tonno

Tempo di Preparazione: 10 minuti
Tempo di Cottura: 0 minuti
Porzioni: 2
Ingredienti:
- 2 avocado
- 100 g di tonno al naturale, sgocciolato
- 20 ml di maionese chetogenica
- Succo di 1/2 limone
- Sale e pepe nero macinato fresco, q.b.

Istruzioni:
- Taglia gli avocado a metà e rimuovi il nocciolo.

- In una ciotola, mescola il tonno con la maionese, il succo di limone, sale e pepe.
- Riempie le cavità degli avocado con la miscela di tonno.
- Servi subito come uno snack ricco e soddisfacente.

6. Bocconcini di Pollo al Sesamo

Tempo di Preparazione: 15 minuti
Tempo di Cottura: 10 minuti
Porzioni: 4
Ingredienti:
- 300 g di petto di pollo, tagliato a bocconcini
- 30 g di semi di sesamo
- 1 uovo, sbattuto
- 50 g di farina di cocco
- Sale e pepe nero macinato fresco, q.b.
- Olio di cocco per friggere

Istruzioni:
- Condisci i bocconcini di pollo con sale e pepe.
- Immergili prima nell'uovo sbattuto e poi rotolali nella farina di cocco mista a semi di sesamo.
- Friggi i bocconcini in olio di cocco caldo fino a doratura e cottura completa.
- Servi caldi come uno snack croccante e proteico.

7. Roll di Prosciutto e Asparagi

Tempo di Preparazione: 10 minuti
Tempo di Cottura: 5 minuti
Porzioni: 4
Ingredienti:
- 16 asparagi freschi, puliti

- 8 fette di prosciutto crudo
- Olio extravergine di oliva, q.b.
- Pepe nero macinato fresco, q.b.

Istruzioni:

- Blancia gli asparagi in acqua salata bollente per 2-3 minuti, poi raffreddali in acqua ghiacciata.
- Avvolgi ciascun asparago con mezza fetta di prosciutto crudo.
- Disponi gli asparagi avvolti su una teglia, irrorali leggermente con olio d'oliva e una spolverata di pepe.
- Griglia per 2-3 minuti fino a che il prosciutto diventa croccante.
- Servi come uno snack delizioso e nutriente.

8. Mini Quiche di Spinaci e Feta

Tempo di Preparazione: 20 minuti
Tempo di Cottura: 25 minuti
Porzioni: 6
Ingredienti:

- 6 uova
- 200 g di spinaci freschi, tritati
- 100 g di feta, sbriciolata
- Sale e pepe nero macinato fresco, q.b.
- Olio extravergine di oliva per ungere

Istruzioni:

- Preriscalda il forno a 180°C e ungi leggermente una teglia per muffin.
- In una ciotola, sbatti le uova con sale e pepe.
- Aggiungi gli spinaci tritati e la feta, e mescola bene.
- Versa il composto negli stampini da muffin.
- Cuoci in forno per 25 minuti o fino a che le quiche sono ben gonfie e dorate.
- Servi calde o a temperatura ambiente.

9. Chips di Parmigiano

Tempo di Preparazione: 5 minuti
Tempo di Cottura: 3 minuti
Porzioni: 4
Ingredienti:

- 100 g di parmigiano reggiano grattugiato

Istruzioni:

- Preriscalda il forno a 200°C e rivesti una teglia con carta da forno.
- Forma piccoli mucchietti di parmigiano sulla teglia, distanziandoli bene.
- Cuoci in forno per 3 minuti o fino a che non diventano dorati e croccanti.
- Lascia raffreddare completamente prima di servire come uno snack croccante e saporito.

10. Hummus di Avocado

Tempo di Preparazione: 10 minuti
Tempo di Cottura: 0 minuti
Porzioni: 4
Ingredienti:

- 2 avocado maturi
- 200 g di ceci cotti
- 30 ml di succo di limone
- 2 spicchi d'aglio
- 30 ml di olio extravergine di oliva
- Sale e pepe nero macinato fresco, q.b.

Istruzioni:

- In un frullatore, unisci avocado, ceci, succo di limone, aglio, olio, sale e pepe.
- Frulla fino a ottenere una consistenza liscia e cremosa.
- Servi l'hummus accompagnato da verdure crude tagliate a bastoncino o

chips keto per uno snack salutare e ricco di grassi buoni.

11. Yogurt Greco con Noci e Miele

Tempo di Preparazione: 5 minuti
Tempo di Cottura: 0 minuti
Porzioni: 2
Ingredienti:

- 200 g di yogurt greco intero
- 30 g di noci, tritate grossolanamente
- 2 cucchiai di miele (opzionale, per chi non è in stretta dieta keto)
- Cannella in polvere, q.b.

Istruzioni:

- In una ciotola, mescola lo yogurt con il miele e una spolverata di cannella.
- Aggiungi le noci tritate.
- Servi come una merenda dolce e soddisfacente.

12. Tartine di Cetriolo e Salmone Affumicato

Tempo di Preparazione: 10 minuti
Tempo di Cottura: 0 minuti
Porzioni: 4
Ingredienti:

- 1 cetriolo grande, tagliato a rondelle spesse
- 100 g di salmone affumicato, tagliato a strisce
- 50 g di formaggio cremoso
- Erba cipollina tritata, q.b.

Istruzioni:

- Spalma un po' di formaggio cremoso su ogni rondella di cetriolo.
- Top con una striscia di salmone affumicato.

- Guarnisci con erba cipollina tritata.
- Servi come uno snack fresco e leggero.

13. Barrette Energetiche al Cocco e Cacao

Tempo di Preparazione: 15 minuti
Tempo di Cottura: 0 minuti
Porzioni: 8
Ingredienti:

- 100 g di cocco disidratato
- 50 g di cacao in polvere
- 50 g di burro di mandorle
- 30 ml di olio di cocco
- 50 g di noci, tritate
- Dolcificante chetogenico a piacere

Istruzioni:

- In un frullatore, combina il cocco, il cacao, il burro di mandorle, l'olio di cocco, e il dolcificante.
- Frulla fino a che il composto non diventa appiccicoso.
- Aggiungi le noci tritate e mescola bene.
- Pressa il composto in una teglia rivestita di carta da forno.
- Metti in frigorifero per almeno un'ora prima di tagliare in barrette.
- Servi come uno snack energizzante e nutriente.

14. Olive Marinate Fai-da-Te

Tempo di Preparazione: 10 minuti
Tempo di Cottura: 0 minuti
Porzioni: 4
Ingredienti:

- 200 g di olive miste (verdi, nere, denocciolate)
- 30 ml di olio extravergine di oliva
- 1 spicchio d'aglio, affettato sottile

- Scorza di 1 limone
- Rosmarino fresco, q.b.

Istruzioni:

- In un barattolo, combina le olive con l'olio, l'aglio, la scorza di limone e il rosmarino.
- Chiudi il barattolo e lascia marinare in frigorifero per almeno 24 ore prima di servire.
- Usa come uno snack saporito o come antipasto in occasioni speciali.

15. Noci Tostate Speziate

Tempo di Preparazione: 5 minuti
Tempo di Cottura: 10 minuti
Porzioni: 4
Ingredienti:

- 200 g di noci miste (mandorle, noci, nocciole)
- 1 cucchiaino di paprika affumicata
- 1 cucchiaino di rosmarino secco
- 1 pizzico di sale marino
- Olio extravergine di oliva, q.b.

Istruzioni:

- Preriscalda il forno a 180°C.
- In una ciotola, mescola le noci con un filo d'olio, la paprika, il rosmarino e il sale.
- Disponi le noci su una teglia rivestita di carta da forno in un unico strato.
- Tosta in forno per 10 minuti, mescolando a metà cottura.
- Lascia raffreddare completamente prima di servire come uno snack croccante e speziato.

16. Uova Ripiene al Tonno

Tempo di Preparazione: 15 minuti
Tempo di Cottura: 10 minuti
Porzioni: 4
Ingredienti:

- 4 uova grandi
- 100 g di tonno al naturale, sgocciolato
- 30 ml di maionese chetogenica
- 1 cucchiaino di senape
- Sale e pepe nero macinato fresco, q.b.
- Paprika, per guarnire

Istruzioni:

- Fai bollire le uova fino a che sono sode, circa 10 minuti, poi raffreddale sotto acqua fredda e sbucciale.
- Taglia le uova a metà nel senso della lunghezza e rimuovi delicatamente i tuorli.
- In una ciotola, schiaccia i tuorli con una forchetta e mescolali con il tonno, la maionese, la senape, sale e pepe fino a ottenere un composto omogeneo.
- Riempie le cavità delle uova con il composto di tuorli.
- Spolverizza con un po' di paprika prima di servire.

17. Peperoni Ripieni di Formaggio e Erbe

Tempo di Preparazione: 10 minuti
Tempo di Cottura: 20 minuti
Porzioni: 4
Ingredienti:

- 4 peperoni piccoli, tagliati a metà e svuotati
- 200 g di formaggio caprino morbido
- Erbe aromatiche fresche (basilico, timo), tritate

- Sale e pepe nero macinato fresco, q.b.
- Olio extravergine di oliva, per irrorare

Istruzioni:
- Preriscalda il forno a 180°C.
- In una ciotola, mescola il formaggio caprino con le erbe aromatiche, sale e pepe.
- Riempie le metà dei peperoni con la miscela di formaggio.
- Disponi i peperoni su una teglia e irrorali leggermente con olio d'oliva.
- Cuoci in forno per 20 minuti o fino a quando i peperoni non sono teneri e il ripieno leggermente dorato.
- Servi caldi o a temperatura ambiente.

18. Crackers di Semi di Chia

Tempo di Preparazione: 5 minuti
Tempo di Cottura: 30 minuti
Porzioni: 4
Ingredienti:
- 100 g di semi di chia
- 100 g di semi di lino macinati
- 250 ml di acqua
- Sale marino, q.b.

Istruzioni:
- Preriscalda il forno a 150°C e rivesti una teglia con carta da forno.
- In una ciotola, mescola i semi di chia e lino con l'acqua e lascia riposare per 20 minuti, fino a che il composto non si è gelificato.
- Stendi il composto sulla teglia in uno strato sottile e uniforme.
- Cospargi con sale marino.
- Cuoci in forno per 30 minuti, o fino a quando i crackers non sono croccanti.

- Lascia raffreddare e poi rompi in pezzi di dimensioni simili a crackers.

19. Bocconcini di Avocado e Salmone Affumicato

Tempo di Preparazione: 10 minuti
Tempo di Cottura: 0 minuti
Porzioni: 4
Ingredienti:
- 2 avocado, tagliati a cubetti
- 200 g di salmone affumicato, tagliato a strisce
- 1 limone, il succo
- Erba cipollina tritata, q.b.
- Pepe nero macinato fresco, q.b.

Istruzioni:
- In una ciotola, mescola delicatamente l'avocado con il salmone affumicato.
- Irrora con il succo di limone e condisci con pepe nero.
- Guarnisci con erba cipollina tritata.
- Servi subito come uno snack ricco di grassi buoni e proteine.

20. Yogurt Greco con Bacche e Noci

Tempo di Preparazione: 5 minuti
Tempo di Cottura: 0 minuti
Porzioni: 2
Ingredienti:
- 200 g di yogurt greco intero
- 50 g di un mix di bacche (fragole, mirtilli, lamponi)
- 30 g di noci, tritate
- Un filo di miele (opzionale, per chi non segue una dieta keto stretta)

Istruzioni:

- In una ciotola, mescola lo yogurt greco con le bacche fresche e le noci tritate.
- Se desiderato, aggiungi un filo di miele per dolcificare.
- Servi come una merenda nutriente che combina proteine, grassi salutari e una dolcezza naturale.

Capitolo 5: Dolci Senza Sensi di Colpa

1. Tiramisù Keto

Tempo di Preparazione: 30 minuti
Tempo di Cottura: 0 minuti
Porzioni: 6
Ingredienti:

- 250 g di mascarpone
- 3 uova grandi (tuorli e albumi separati)
- 50 g di eritritolo
- 1 tazza di caffè forte, freddo
- Cacao in polvere non zuccherato, per spolverare
- 100 g di farina di mandorle

Istruzioni:

- In una ciotola, mescola i tuorli con l'eritritolo fino a ottenere un composto chiaro e spumoso.
- Aggiungi il mascarpone e mescola delicatamente fino a che il composto è omogeneo.
- In un'altra ciotola, monta gli albumi a neve ferma.
- Incorpora delicatamente gli albumi montati al composto di mascarpone.
- Inzuppa rapidamente la farina di mandorle nel caffè e disponila sul fondo di un contenitore rettangolare.
- Spalma sopra uno strato del composto di mascarpone.
- Ripeti gli strati e termina con una spolverata di cacao in polvere.
- Lascia riposare in frigorifero per almeno 4 ore prima di servire.

2. Cheesecake al Limone Senza Cottura

Tempo di Preparazione: 20 minuti
Tempo di Cottura: 0 minuti
Porzioni: 8
Ingredienti:

- 200 g di formaggio cremoso
- 100 ml di panna da montare
- 50 g di eritritolo
- Succo e zest di 1 limone
- 100 g di farina di mandorle
- 50 g di burro fuso

Istruzioni:

- Mescola la farina di mandorle con il burro fuso e premi il composto sul fondo di una teglia a cerniera per formare la base.
- In una ciotola, sbatti il formaggio cremoso con l'eritritolo, il succo e lo zest di limone fino a ottenere una crema liscia.
- In un'altra ciotola, monta la panna e poi incorporala delicatamente alla crema di formaggio.
- Versa la crema sulla base di mandorle e livella.
- Lascia raffreddare in frigorifero per almeno 5 ore prima di servire.

3. Brownies al Cioccolato e Nocciole

Tempo di Preparazione: 15 minuti
Tempo di Cottura: 20 minuti
Porzioni: 12
Ingredienti:

- 200 g di cioccolato fondente al 85% di cacao
- 100 g di burro
- 3 uova
- 100 g di eritritolo
- 50 g di farina di nocciole
- 1 cucchiaino di estratto di vaniglia
- Un pizzico di sale

Istruzioni:

- Preriscalda il forno a 175°C e rivesti una teglia quadrata con carta forno.
- Sciogli il cioccolato e il burro a bagnomaria o nel microonde e lascia raffreddare leggermente.
- Sbatti le uova con l'eritritolo e la vaniglia fino a che sono spumose, poi incorpora il cioccolato fuso.
- Aggiungi la farina di nocciole e un pizzico di sale, mescolando fino a che il composto è omogeneo.
- Versa l'impasto nella teglia e cuoci per circa 20 minuti.
- Lascia raffreddare completamente prima di tagliare in quadrati e servire.

4. Panna Cotta alla Vaniglia con Coulis di Lamponi

Tempo di Preparazione: 15 minuti (più raffreddamento)
Tempo di Cottura: 5 minuti
Porzioni: 6

Ingredienti:

- 500 ml di panna da cucina
- 100 g di eritritolo
- 2 cucchiaini di gelatina in polvere
- 1 bacca di vaniglia, incisa longitudinalmente
- 200 g di lamponi freschi

Istruzioni:

- In un pentolino, scalda la panna con l'eritritolo e i semi della bacca di vaniglia fino a quando non inizia a bollire.
- Togli dal fuoco e aggiungi la gelatina precedentemente ammollata in acqua fredda e strizzata.
- Mescola bene fino a completa dissoluzione della gelatina.
- Versa la panna cotta nei bicchieri e lascia raffreddare, poi trasferisci in frigorifero per almeno 4 ore.
- Frulla i lamponi fino a ottenere un coulis liscio e servilo con la panna cotta.

5. Biscotti al Burro di Arachidi

Tempo di Preparazione: 10 minuti
Tempo di Cottura: 15 minuti
Porzioni: 12
Ingredienti:

- 200 g di burro di arachidi naturale, senza zuccheri aggiunti
- 1 uovo
- 50 g di eritritolo
- 1 cucchiaino di bicarbonato di sodio

Istruzioni:

- Preriscalda il forno a 180°C e rivesti una teglia con carta forno.
- In una ciotola, mescola tutti gli ingredienti fino a formare un impasto omogeneo.

- Preleva piccole porzioni di impasto e forma dei biscotti, disponendoli sulla teglia.
- Cuoci in forno per 15 minuti o fino a doratura.
- Lascia raffreddare completamente prima di servire.

6. Gelato alla Vaniglia Keto

Tempo di Preparazione: 30 minuti
Tempo di Cottura: 0 minuti (più tempo di congelamento)
Porzioni: 4
Ingredienti:
- 400 ml di panna da montare
- 100 ml di latte di mandorla non zuccherato
- 70 g di eritritolo
- 1 bacca di vaniglia, incisa e raschiata
- 2 tuorli d'uovo

Istruzioni:
- In una ciotola, mescola i tuorli con l'eritritolo fino a ottenere un composto spumoso.
- In un altro recipiente, monta la panna con i semi di vaniglia fino a che non è semi-montata.
- Aggiungi delicatamente il latte di mandorla e la miscela di tuorli alla panna.
- Versa il composto in una gelatiera e segui le istruzioni del produttore per congelare il gelato.
- Servi il gelato alla vaniglia come un dessert fresco e cremoso.

7. Mousse al Cioccolato e Avocado

Tempo di Preparazione: 10 minuti
Tempo di Cottura: 0 minuti
Porzioni: 4
Ingredienti:
- 2 avocado maturi
- 50 g di cacao in polvere non zuccherato
- 50 g di eritritolo
- 100 ml di panna da montare
- 1 cucchiaino di estratto di vaniglia

Istruzioni:
- In un frullatore, unisci gli avocado, il cacao, l'eritritolo e l'estratto di vaniglia fino a ottenere una crema liscia.
- In una ciotola, monta la panna fino a che non diventa spumosa.
- Incorpora delicatamente la panna montata nella crema di avocado.
- Dividi la mousse in coppette e lascia raffreddare in frigorifero per almeno un'ora.
- Servi come un dessert leggero e deliziosamente cremoso.

8. Torta di Ricotta e Limone

Tempo di Preparazione: 20 minuti
Tempo di Cottura: 40 minuti
Porzioni: 8
Ingredienti:
- 250 g di ricotta
- 100 g di eritritolo
- 3 uova
- Zest di 1 limone
- Succo di 1 limone
- 1 cucchiaino di estratto di vaniglia
- 50 g di farina di mandorle

Istruzioni:

- Preriscalda il forno a 160°C.
- In una ciotola grande, mescola la ricotta con l'eritritolo, le uova, il zest e il succo di limone e l'estratto di vaniglia fino a ottenere un composto omogeneo.
- Aggiungi la farina di mandorle e mescola fino a incorporarla completamente.
- Versa l'impasto in una teglia foderata con carta da forno.
- Cuoci in forno per 40 minuti o fino a che la torta è ben dorata e ferma al tatto.
- Lascia raffreddare completamente prima di servire.

9. Biscotti al Burro di Mandorle e Cocco

Tempo di Preparazione: 15 minuti
Tempo di Cottura: 12 minuti
Porzioni: 12
Ingredienti:

- 200 g di burro di mandorle
- 50 g di eritritolo
- 1 uovo
- 50 g di cocco disidratato
- 1 cucchiaino di estratto di vaniglia

Istruzioni:

- Preriscalda il forno a 180°C e rivesti una teglia con carta forno.
- In una ciotola, mescola il burro di mandorle con l'eritritolo, l'uovo, il cocco disidratato e l'estratto di vaniglia fino a formare un impasto omogeneo.
- Forma dei piccoli biscotti con il composto e disponili sulla teglia.
- Cuoci in forno per circa 12 minuti o fino a doratura.
- Lascia raffreddare completamente prima di servire.

10. Crostata di Frutti di Bosco Keto

Tempo di Preparazione: 20 minuti
Tempo di Cottura: 25 minuti
Porzioni: 8
Ingredienti:

- 150 g di farina di mandorle
- 50 g di burro freddo, tagliato a cubetti
- 30 g di eritritolo
- 1 uovo
- 300 g di frutti di bosco misti (lamponi, mirtilli, ribes)
- 1 cucchiaino di succo di limone

Istruzioni:

- Preriscalda il forno a 180°C.
- In una ciotola, mescola la farina di mandorle con il burro fino a ottenere una consistenza sabbiosa.
- Aggiungi l'eritritolo e l'uovo, mescolando fino a formare una pasta.
- Stendi la pasta in una teglia da crostata e cuoci in forno per 10 minuti.
- Nel frattempo, mescola i frutti di bosco con il succo di limone e un po' di eritritolo se desiderato.
- Versa i frutti sulla base precotta e continua la cottura per altri 15 minuti.
- Lascia raffreddare completamente prima di servire, offrendo un dessert fresco e ricco di antiossidanti.

11. Barrette di Cioccolato e Noci

Tempo di Preparazione: 15 minuti
Tempo di Cottura: 0 minuti (più tempo di raffreddamento)
Porzioni: 8
Ingredienti:

- 200 g di cioccolato fondente al 85% di cacao
- 100 g di noci miste (mandorle, nocciole, noci)
- 30 ml di olio di cocco
- 1 cucchiaino di estratto di vaniglia
- Eritritolo a piacere (opzionale)

Istruzioni:

- Sciogli il cioccolato a bagnomaria con l'olio di cocco.
- Una volta sciolto, aggiungi l'estratto di vaniglia e eritritolo se usato.
- Togli dal fuoco e mescola le noci tritate grossolanamente.
- Versa il composto in una teglia rivestita con carta da forno, livellando bene.
- Metti in frigorifero per almeno 2 ore o fino a quando non si è solidificato.
- Taglia in barrette e servi.

12. Muffin al Cocco e Limone

Tempo di Preparazione: 10 minuti
Tempo di Cottura: 20 minuti
Porzioni: 12
Ingredienti:

- 150 g di farina di cocco
- 50 g di eritritolo
- 1 cucchiaino di lievito per dolci
- 3 uova
- 100 ml di olio di cocco, fuso
- Succo e zest di 1 limone

Istruzioni:

- Preriscalda il forno a 180°C e prepara un stampo per muffin con dei pirottini di carta.
- In una ciotola, mescola la farina di cocco, l'eritritolo e il lievito.
- In un'altra ciotola, sbatti le uova con l'olio di cocco, il succo e lo zest di limone.
- Unisci i liquidi agli ingredienti secchi e mescola fino a ottenere un impasto omogeneo.
- Dividi l'impasto nei pirottini e cuoci in forno per circa 20 minuti.
- Lascia raffreddare prima di servire.

13. Panna Cotta al Cioccolato Keto

Tempo di Preparazione: 15 minuti (più raffreddamento)
Tempo di Cottura: 5 minuti
Porzioni: 4
Ingredienti:

- 400 ml di panna da cucina
- 100 g di cioccolato fondente al 85% di cacao, tritato
- 50 g di eritritolo
- 2 cucchiaini di gelatina in polvere
- 1 cucchiaino di estratto di vaniglia

Istruzioni:

- In un pentolino, scalda la panna con l'eritritolo fino quasi al punto di ebollizione.
- Togli dal fuoco e aggiungi il cioccolato tritato, mescolando fino a completo scioglimento.
- Aggiungi la gelatina precedentemente ammollata in acqua fredda e ben strizzata.

- Mescola bene per assicurare che non ci siano grumi.
- Aggiungi l'estratto di vaniglia e mescola.
- Versa la panna cotta nei bicchieri e lascia raffreddare, poi trasferisci in frigorifero per almeno 4 ore.
- Servi freddo.

14. Truffles al Burro di Arachidi e Cioccolato

Tempo di Preparazione: 20 minuti
Tempo di Cottura: 0 minuti (più tempo di raffreddamento)
Porzioni: 12
Ingredienti:

- 200 g di burro di arachidi naturale, senza zuccheri aggiunti
- 100 g di cioccolato fondente al 85% di cacao, fuso
- 30 g di eritritolo
- Cocco disidratato o cacao in polvere per rotolare

Istruzioni:

- In una ciotola, mescola il burro di arachidi con l'eritritolo.
- Forma delle piccole palline con il composto.
- Immergi ogni pallina nel cioccolato fuso.

- Rotola le truffles in cocco disidratato o cacao in polvere.
- Lascia raffreddare in frigorifero fino a solidificazione.
- Servi come un dolce decadente e ricco.

15. Semifreddo ai Frutti Rossi

Tempo di Preparazione: 20 minuti
Tempo di Cottura: 0 minuti (più tempo di congelamento)
Porzioni: 6
Ingredienti:

- 200 g di frutti rossi misti (lamponi, mirtilli, fragole)
- 300 ml di panna da montare
- 50 g di eritritolo
- 1 cucchiaino di estratto di vaniglia

Istruzioni:

- In un frullatore, riduci i frutti rossi a purea.
- In una ciotola, monta la panna con l'eritritolo e la vaniglia fino a che non diventa spumosa.
- Mescola delicatamente la purea di frutti rossi con la panna montata.
- Versa il composto in un contenitore adatto al congelatore.
- Congela per almeno 4 ore.
- Togli dal freezer 10 minuti prima di servire per facilitare il taglio.
- Servi come un dessert fresco e fruttato.

Capitolo 6: Bevande e Smoothies

1. Smoothie Energizzante al Caffè e Cacao

Tempo di Preparazione: 5 minuti
Porzioni: 1
Ingredienti:
- 200 ml di caffè freddo
- 1 cucchiaio di cacao in polvere non zuccherato
- 100 ml di latte di mandorla
- 1 cucchiaio di burro di mandorle
- Dolcificante chetogenico a piacere (es. eritritolo)

Istruzioni:
- In un frullatore, unisci tutti gli ingredienti.
- Frulla fino a ottenere un composto omogeneo e cremoso.
- Servi immediatamente per una carica di energia.

2. Acqua Aromatizzata al Limone e Menta

Tempo di Preparazione: 5 minuti
Porzioni: 4
Ingredienti:
- 1 litro di acqua fresca
- 2 limoni, affettati
- 10 foglie di menta fresca

Istruzioni:
- In una caraffa, combina l'acqua con le fette di limone e le foglie di menta.
- Lascia in frigorifero per almeno un'ora prima di servire per permettere ai sapori di diffondersi.
- Servi fredda per un'esperienza rinfrescante e idratante.

3. Frullato di Avocado e Spinaci

Tempo di Preparazione: 5 minuti
Porzioni: 1
Ingredienti:
- 1 avocado maturo
- 1 manciata di spinaci freschi
- 200 ml di latte di cocco
- 1 cucchiaio di semi di chia
- Dolcificante chetogenico a piacere (es. stevia)

Istruzioni:
- In un frullatore, combina l'avocado, gli spinaci, il latte di cocco, i semi di chia e il dolcificante.
- Frulla fino a ottenere una consistenza liscia e cremosa.
- Servi subito per una bevanda nutriente e rigenerante.

4. Smoothie di Lamponi e Yogurt Greco

Tempo di Preparazione: 5 minuti
Porzioni: 1
Ingredienti:
- 100 g di lamponi freschi o surgelati
- 200 ml di yogurt greco intero
- 1 cucchiaio di semi di lino macinati
- Dolcificante chetogenico a piacere (es. eritritolo)

- In un frullatore, unisci i lamponi, lo yogurt, i semi di lino e il dolcificante.
- Frulla fino a ottenere una consistenza liscia.
- Servi immediatamente per un boost di antiossidanti e proteine.

5. Lemonade alla Lavanda

Tempo di Preparazione: 10 minuti (più tempo di raffreddamento)
Porzioni: 4
Ingredienti:

- 1 litro di acqua
- Succo di 5 limoni
- 1 cucchiaio di fiori di lavanda essiccati
- Dolcificante chetogenico a piacere (es. eritritolo)
- Ghiaccio a piacere

Istruzioni:

- In un pentolino, porta a ebollizione l'acqua con i fiori di lavanda.
- Rimuovi dal fuoco e lascia raffreddare completamente.
- Filtra per rimuovere i fiori di lavanda.
- Aggiungi il succo di limone e il dolcificante, mescolando bene.
- Servi con molto ghiaccio per una bevanda estremamente rinfrescante.

6. Frappè di Cocco e Cioccolato

Tempo di Preparazione: 5 minuti
Porzioni: 2
Ingredienti:

- 400 ml di latte di cocco
- 2 cucchiai di cacao in polvere non zuccherato

- Dolcificante chetogenico a piacere (es. eritritolo)
- Ghiaccio a piacere

Istruzioni:

- In un frullatore, unisci il latte di cocco, il cacao, il dolcificante e il ghiaccio.
- Frulla fino a ottenere una consistenza spumosa e fredda.
- Servi subito per un dolce rinfresco.

7. Infuso di Zenzero e Limone

Tempo di Preparazione: 10 minuti
Porzioni: 4
Ingredienti:

- 1 litro di acqua
- 1 pezzo di zenzero fresco, pelato e affettato
- 4 limoni, il succo
- Dolcificante chetogenico a piacere (es. stevia)

Istruzioni:

- Porta l'acqua a ebollizione e aggiungi lo zenzero.
- Lascia sobbollire per 5 minuti.
- Togli dal fuoco e aggiungi il succo di limone e il dolcificante.
- Lascia raffreddare e filtra.
- Servi freddo per un'esperienza rinvigorente e depurativa.

8. Tè Freddo alla Pesca Keto

Tempo di Preparazione: 15 minuti (più tempo di raffreddamento)
Porzioni: 4
Ingredienti:

- 4 bustine di tè nero
- 1 litro di acqua
- 2 pesche, tagliate a fettine

- Dolcificante chetogenico a piacere (es. eritritolo)

Istruzioni:

- In un pentolino, porta l'acqua a ebollizione e aggiungi le bustine di tè.
- Lascia in infusione per 5 minuti, poi rimuovi le bustine.
- Aggiungi le fettine di pesca e il dolcificante mentre l'acqua è ancora calda.
- Lascia raffreddare completamente, poi metti in frigorifero.
- Servi freddo per una deliziosa alternativa alla classica lemonade.

9. Smoothie di Cetriolo e Menta

Tempo di Preparazione: 5 minuti
Porzioni: 1
Ingredienti:

- 1 cetriolo grande, pelato e tagliato a pezzi
- 10 foglie di menta fresca
- 200 ml di acqua di cocco
- Dolcificante chetogenico a piacere (es. stevia)
- Ghiaccio a piacere

Istruzioni:

- In un frullatore, unisci il cetriolo, la menta, l'acqua di cocco, il dolcificante e il ghiaccio.
- Frulla fino a ottenere una consistenza liscia.
- Servi subito per una bevanda estremamente rinfrescante e idratante.

10. Frullato Proteico di Fragole e Crema

Tempo di Preparazione: 5 minuti
Porzioni: 1
Ingredienti:

- 150 g di fragole fresche o surgelate
- 200 ml di panna da montare
- 30 g di proteine in polvere alla vaniglia (assicurarsi che sia adatta per keto)
- Dolcificante chetogenico a piacere (es. eritritolo)

11. Frullato di Mirtilli e Avocado

Tempo di Preparazione: 5 minuti
Porzioni: 1
Ingredienti:

- 100 g di mirtilli freschi o surgelati
- 1 avocado maturo
- 200 ml di latte di cocco
- Dolcificante chetogenico a piacere (es. stevia)
- Ghiaccio a piacere

Istruzioni:

- In un frullatore, unisci mirtilli, avocado, latte di cocco, dolcificante e ghiaccio.
- Frulla fino a ottenere un composto liscio e cremoso.
- Servi subito per un frullato ricco di antiossidanti e grassi salutari.

12. Tisana Rilassante alla Camomilla e Lavanda

Tempo di Preparazione: 5 minuti
Tempo di Infusione: 10 minuti
Porzioni: 2
Ingredienti:

- 1 litro di acqua
- 2 cucchiai di fiori di camomilla
- 1 cucchiaio di fiori di lavanda
- Dolcificante chetogenico a piacere (es. eritritolo)

Istruzioni:

- Porta l'acqua a ebollizione in un bollitore.
- Metti i fiori di camomilla e lavanda in un infusore o direttamente nell'acqua calda.
- Lascia in infusione per 10 minuti.
- Filtra e aggiungi dolcificante a piacere.
- Servi la tisana calda per una bevanda rilassante prima di dormire.

13. Smoothie al Caffè Mocha Keto

Tempo di Preparazione: 5 minuti
Porzioni: 1
Ingredienti:

- 200 ml di caffè espresso freddo
- 50 ml di panna da cucina
- 1 cucchiaio di cacao in polvere non zuccherato
- Dolcificante chetogenico a piacere (es. stevia)
- Ghiaccio a piacere

Istruzioni:

- In un frullatore, unisci il caffè, la panna, il cacao, il dolcificante e il ghiaccio.
- Frulla fino a ottenere una consistenza spumosa.
- Servi immediatamente per una bevanda energizzante che combina il sapore ricco del caffè con il cioccolato.

14. Acqua Detox al Cetriolo e Limone

Tempo di Preparazione: 5 minuti
Porzioni: 4
Ingredienti:

- 1 litro di acqua
- 1 cetriolo grande, affettato finemente
- 2 limoni, affettati finemente
- Foglie di menta fresca
- Ghiaccio a piacere

Istruzioni:

- In una caraffa grande, combina l'acqua con il cetriolo, il limone e le foglie di menta.
- Aggiungi ghiaccio a piacere.
- Lascia in frigorifero per almeno un'ora prima di servire per permettere ai sapori di diffondersi.
- Servi fredda come una bevanda detox rinfrescante e idratante.

15. Shake Proteico al Cioccolato e Burro di Arachidi

Tempo di Preparazione: 5 minuti
Porzioni: 1
Ingredienti:

- 200 ml di latte di mandorla
- 1 cucchiaio di cacao in polvere non zuccherato
- 1 cucchiaio di burro di arachidi naturale

- 30 g di proteine in polvere al cioccolato
  (assicurarsi che sia adatta per keto)
- Dolcificante chetogenico a piacere (es.
  eritritolo)
- Ghiaccio a piacere

Istruzioni:

- In un frullatore, unisci il latte di
  mandorla, il cacao, il burro di arachidi,
  la proteina in polvere, il dolcificante e il
  ghiaccio.
- Frulla fino a ottenere una consistenza
  liscia e cremosa.
- Servi subito per un shake proteico che
  sazia e fornisce energia, ideale come
  spuntino pre o post allenamento.

Capitolo 7: Pietanze Festive e Occasioni Speciali

1. Arrosto di Maiale alle Erbe e Senape

Tempo di Preparazione: 20 minuti
Tempo di Cottura: 2 ore
Porzioni: 6
Ingredienti:

- 1,5 kg di arrosto di maiale
- 2 cucchiai di senape di Dijon
- 2 cucchiai di erbe aromatiche miste (rosmarino, salvia, timo), tritate
- 4 spicchi d'aglio, tritati
- Sale e pepe nero macinato fresco, q.b.
- Olio extravergine di oliva, q.b.

Istruzioni:

- Preriscalda il forno a 180°C.
- Asciuga bene l'arrosto di maiale con carta assorbente.
- Strofina tutto l'arrosto con la senape, poi condisci con le erbe aromatiche, l'aglio, sale e pepe.
- Lega l'arrosto con spago da cucina per mantenere la forma durante la cottura.
- Metti l'arrosto in una teglia, irroralo con un po' d'olio e cuoci in forno per circa 2 ore o fino a quando la carne non è tenera e la superficie ben dorata.
- Lascia riposare per 10 minuti prima di tagliare e servire.

2. Capesante Gratinate al Forno

Tempo di Preparazione: 10 minuti
Tempo di Cottura: 10 minuti
Porzioni: 4
Ingredienti:

- 12 capesante grandi, pulite
- 50 g di parmigiano reggiano grattugiato
- 1 spicchio d'aglio, tritato
- Prezzemolo fresco tritato, q.b.
- Succo di 1 limone
- Sale e pepe nero macinato fresco, q.b.
- Olio extravergine di oliva, q.b.

Istruzioni:

- Preriscalda il forno alla funzione grill.
- Disponi le capesante in una teglia da forno.
- In una ciotola piccola, mescola il parmigiano, l'aglio, il prezzemolo, il succo di limone, sale e pepe.
- Cospargi questo mix sopra ogni capasanta e irrorale con un filo d'olio.
- Griglia nel forno per 10 minuti o fino a quando la superficie è dorata e croccante.
- Servi immediatamente, guarnendo con ulteriore prezzemolo fresco se desiderato.

3. Insalata Festiva di Radicchio, Noci e Pera

Tempo di Preparazione: 15 minuti
Porzioni: 4
Ingredienti:

- 2 cespi di radicchio, tagliati a strisce
- 1 pera grande, tagliata a fette sottili
- 100 g di noci, tritate grossolanamente
- 100 g di formaggio gorgonzola, sbriciolato
- Succo di 1 limone
- Olio extravergine di oliva, q.b.
- Sale e pepe nero macinato fresco, q.b.

Istruzioni:

- In una grande ciotola, combina il radicchio, le fette di pera, le noci e il gorgonzola.
- Condisci con il succo di limone, olio, sale e pepe.
- Mescola delicatamente tutti gli ingredienti.
- Lascia riposare per 10 minuti prima di servire per permettere ai sapori di amalgamarsi.

4. Involtini di Tacchino con Ripieno di Salsiccia e Funghi

Tempo di Preparazione: 30 minuti
Tempo di Cottura: 1 ora
Porzioni: 6
Ingredienti:

- 6 fette di petto di tacchino, battute sottili
- 300 g di salsiccia, senza pelle e sbriciolata
- 200 g di funghi champignon, tritati
- 1 cipolla piccola, tritata
- 2 spicchi d'aglio, tritati
- Sale e pepe nero macinato fresco, q.b.
- Olio extravergine di oliva, q.b.

Istruzioni:

- In una padella, soffriggi la cipolla e l'aglio nell'olio fino a doratura.
- Aggiungi i funghi e cuoci fino a che non sono morbidi.
- Unisci la salsiccia e cuoci fino a cottura completa. Lascia raffreddare il composto.
- Prendi una fetta di tacchino, metti un cucchiaio del ripieno al centro e arrotola.

- Disponi gli involtini in una teglia da forno, condisci con sale, pepe e un filo d'olio.
- Cuoci in forno a 180°C per circa 1 ora.
- Servi gli involtini caldi, accompagnati se desiderato da verdure al forno.

5. Zuppa Cremosa di Porri e Cavolfiore

Tempo di Preparazione: 10 minuti
Tempo di Cottura: 30 minuti
Porzioni: 4
Ingredienti:

- 1 cavolfiore grande, tagliato a cimette
- 3 porri, tagliati a rondelle
- 1 litro di brodo vegetale
- 100 ml di panna da cucina
- Sale e pepe bianco macinato fresco, q.b.
- Noce moscata, q.b.
- Olio extravergine di oliva, q.b.

Istruzioni:

- In una grande pentola, soffriggi i porri nell'olio fino a che non sono traslucidi.
- Aggiungi il cavolfiore e il brodo vegetale.
- Porta a ebollizione, poi riduci il calore e lascia sobbollire per circa 20 minuti o fino a quando il cavolfiore è molto tenero.
- Usa un frullatore a immersione per ridurre la zuppa a una crema liscia.
- Aggiungi la panna, sale, pepe e noce moscata a piacere.
- Riscalda per altri 5 minuti, poi servi la zuppa calda.

6. Pollo Ripieno alle Erbe e Noci

Tempo di Preparazione: 30 minuti
Tempo di Cottura: 1 ora e 30 minuti
Porzioni: 6
Ingredienti:
- 1 pollo intero (circa 1,5 kg)
- 100 g di noci, tritate
- 200 g di pancetta, tritata
- 1 mazzetto di erbe aromatiche fresche (rosmarino, salvia, timo)
- 2 spicchi d'aglio, tritati
- 1 limone, tagliato a metà
- Sale e pepe nero macinato fresco, q.b.
- Olio extravergine di oliva, q.b.

Istruzioni:
- Preriscalda il forno a 190°C.
- In una ciotola, mescola la pancetta, le noci, le erbe aromatiche e l'aglio.
- Riempi la cavità del pollo con il mix di ripieno e il limone tagliato.
- Lega le gambe del pollo con spago da cucina e metti il pollo in una teglia.
- Strofina il pollo con olio, sale e pepe.
- Cuoci in forno per circa 1 ora e 30 minuti, bagnando di tanto in tanto con i succhi di cottura, fino a quando la pelle non è dorata e croccante.
- Lascia riposare per 10 minuti prima di tagliare.

7. Risotto ai Funghi Porcini e Tartufo

Tempo di Preparazione: 15 minuti
Tempo di Cottura: 30 minuti
Porzioni: 4
Ingredienti:
- 300 g di riso Arborio
- 200 g di funghi porcini freschi, affettati
- 30 g di tartufo nero, affettato
- 1 litro di brodo vegetale
- 1 cipolla piccola, tritata
- 100 ml di vino bianco
- 50 g di parmigiano reggiano, grattugiato
- Olio extravergine di oliva, q.b.
- Sale e pepe nero macinato fresco, q.b.

Istruzioni:
- In una padella grande, soffriggi la cipolla nell'olio fino a trasparenza.
- Aggiungi il riso e tostalo leggermente.
- Sfuma con il vino bianco e lascia evaporare.
- Aggiungi i funghi e cuoci aggiungendo brodo caldo poco alla volta, mescolando frequentemente.
- Quando il riso è quasi al dente, aggiungi il tartufo e continua la cottura fino a completa assorbenza del brodo.
- Manteca con il parmigiano, regola di sale e pepe, e servi immediatamente.

8. Filetto di Branzino al Forno con Asparagi e Limone

Tempo di Preparazione: 10 minuti
Tempo di Cottura: 20 minuti
Porzioni: 4
Ingredienti:
- 4 filetti di branzino
- 1 mazzo di asparagi, mondato
- 2 limoni, uno affettato e uno per il succo
- Olio extravergine di oliva, q.b.
- Sale e pepe nero macinato fresco, q.b.

Istruzioni:
- Preriscalda il forno a 200°C.

- Disponi i filetti di branzino e gli asparagi in una teglia da forno.
- Condisci con sale, pepe, il succo di limone e un filo d'olio.
- Aggiungi le fette di limone sopra i filetti.
- Cuoci in forno per 20 minuti o fino a cottura del pesce.
- Servi immediatamente, decorando con ulteriori fette di limone se desiderato.

9. Torta Salata Keto con Spinaci e Ricotta

Tempo di Preparazione: 20 minuti
Tempo di Cottura: 35 minuti
Porzioni: 6
Ingredienti:
- 200 g di farina di mandorle
- 100 g di burro freddo, tagliato a cubetti
- 300 g di spinaci freschi, saltati e strizzati
- 250 g di ricotta
- 100 g di parmigiano reggiano, grattugiato
- 3 uova
- Sale e pepe nero macinato fresco, q.b.
- Noce moscata, q.b.

Istruzioni:
- Per la base, mescola la farina di mandorle con il burro fino a ottenere un composto sabbioso. Pressa la miscela in una teglia per torte foderata con carta forno, creando un bordo rialzato.
- In una ciotola, combina spinaci, ricotta, parmigiano, uova, sale, pepe e noce moscata.
- Versa il ripieno sulla base di farina di mandorle.

- Cuoci in forno pre-riscaldato a 180°C per 35 minuti o fino a doratura.
- Lascia raffreddare prima di servire.

10. Pasticcio di Carne Keto

Tempo di Preparazione: 30 minuti
Tempo di Cottura: 1 ora
Porzioni: 6
Ingredienti:
- 500 g di carne macinata (misto manzo e maiale)
- 1 cipolla, tritata
- 2 carote, tritate
- 2 gambi di sedano, tritati
- 500 ml di passata di pomodoro
- 1 bicchiere di vino rosso
- 300 g di purea di cavolfiore
- 100 g di formaggio cheddar, grattugiato
- Olio extravergine di oliva, q.b.
- Sale e pepe nero macinato fresco, q.b.

Istruzioni:
- In una padella grande, soffriggi cipolla, carote e sedano nell'olio fino a che non sono morbidi.
- Aggiungi la carne macinata e cuoci fino a doratura.
- Sfuma con il vino rosso e lascia evaporare.
- Aggiungi la passata di pomodoro, sale e pepe. Lascia cuocere a fuoco lento per 30 minuti.
- Nel frattempo, prepara la purea di cavolfiore e mescola con metà del formaggio cheddar.
- In una pirofila, disponi uno strato di carne, copri con la purea di cavolfiore e cospargi con il resto del cheddar.

- Cuoci in forno a 200°C per 30 minuti
  o fino a che la superficie sia dorata e
  croccante.
- Servi caldo come piatto unico ricco e
  soddisfacente.

11. Antipasto di Gamberi e Avocado

Tempo di Preparazione: 15 minuti
Porzioni: 6
Ingredienti:

- 24 gamberi grandi, puliti e sgusciati
- 2 avocado maturi, tagliati a cubetti
- Succo di 2 lime
- 1 cucchiaio di olio extravergine di oliva
- 1 cucchiaino di paprika affumicata
- Sale e pepe nero macinato fresco, q.b.
- Foglie di coriandolo fresco per guarnire

Istruzioni:

- Cuoci i gamberi in una padella con un
  filo d'olio fino a diventare rosa e
  completamente cotti.
- In una ciotola, mescola i gamberi caldi
  con l'avocado, il succo di lime, la
  paprika, sale e pepe.
- Disponi il mix in cucchiai da
  degustazione o piccole ciotole.
- Guarnisci con foglie di coriandolo.
- Servi immediatamente come antipasto
  fresco e aromatico.

12. Vitello Tonnato Keto

Tempo di Preparazione: 20 minuti
Tempo di Cottura: 45 minuti
Porzioni: 6
Ingredienti:

- 800 g di fesa di vitello
- 300 g di maionese keto fatta in casa
- 200 g di tonno al naturale, sgocciolato
- 2 cucchiai di capperi sotto sale,
  sciacquati
- Succo di 1 limone
- Sale e pepe nero macinato fresco, q.b.

Istruzioni:

- Lessa la fesa di vitello in acqua bollente
  con sale per circa 45 minuti fino a
  cottura completa.
- Lascia raffreddare la carne
  completamente e poi affettala
  finemente.
- Nel frullatore, combina la maionese, il
  tonno, i capperi e il succo di limone
  fino a ottenere una crema liscia.
- Disponi le fette di vitello su un piatto
  da portata e coprile con la salsa al
  tonno.
- Lascia riposare in frigorifero per
  almeno 2 ore prima di servire freddo.

13. Insalata di Polpo Grigliato

Tempo di Preparazione: 30 minuti
Tempo di Cottura: 1 ora e 30 minuti
Porzioni: 4
Ingredienti:

- 1 polpo grande, pulito
- 100 g di rucola
- 200 g di pomodorini ciliegia, tagliati a
  metà
- 1 cipolla rossa, affettata sottilmente
- Succo di 1 limone
- Olio extravergine di oliva, q.b.
- Sale e pepe nero macinato fresco, q.b.

Istruzioni:

- Lessa il polpo in acqua bollente per
  circa 1 ora e 30 minuti fino a che non è
  tenero.
- Lascia raffreddare e poi taglialo a pezzi.

- Griglia i pezzi di polpo per ottenere una superficie leggermente croccante.
- Mescola il polpo con rucola, pomodorini, cipolla, succo di limone, olio, sale e pepe.
- Servi l'insalata come piatto principale fresco e saporito.

14. Lasagne Keto alle Verdure

Tempo di Preparazione: 30 minuti
Tempo di Cottura: 45 minuti
Porzioni: 6
Ingredienti:
- 1 zucchina grande, tagliata a fette sottili longitudinalmente
- 1 melanzana grande, tagliata a fette sottili longitudinalmente
- 200 g di spinaci freschi
- 400 g di ricotta
- 300 g di salsa marinara keto
- 200 g di mozzarella di bufala, tagliata a fette
- Sale e pepe nero macinato fresco, q.b.
- Olio extravergine di oliva, q.b.

Istruzioni:
- Griglia zucchine e melanzane in una griglia ben calda fino a ottenere delle belle striature.
- In una teglia da forno, crea strati alternando verdure grigliate, spinaci, ricotta, salsa marinara e mozzarella.
- Continua fino a esaurimento degli ingredienti, finendo con uno strato di mozzarella.
- Cuoci in forno pre-riscaldato a 180°C per 45 minuti o fino a doratura.
- Lascia riposare 10 minuti prima di servire.

15. Stufato di Agnello e Zucca

Tempo di Preparazione: 20 minuti
Tempo di Cottura: 2 ore
Porzioni: 6
Ingredienti:
- 1 kg di agnello tagliato a cubetti
- 500 g di zucca, tagliata a cubi
- 1 cipolla grande, tritata
- 2 spicchi d'aglio, tritati
- 1 litro di brodo di carne
- 1 rametto di rosmarino
- Olio extravergine di oliva, q.b.
- Sale e pepe nero macinato fresco, q.b.

Istruzioni:
- In una grande casseruola, soffriggi cipolla e aglio nell'olio.
- Aggiungi l'agnello e rosolalo fino a doratura.
- Aggiungi la zucca, il brodo e il rosmarino.
- Porta a ebollizione, poi riduci il fuoco e lascia sobbollire coperto per circa 2 ore fino a che la carne è tenera e la zucca si disfa.
- Regola di sale e pepe e servi caldo.

16. Roast Beef con Crema di Rafano

Tempo di Preparazione: 20 minuti
Tempo di Cottura: 1 ora
Porzioni: 8
Ingredienti:
- 1,5 kg di roast beef
- 2 cucchiai di olio extravergine di oliva
- 2 cucchiai di rosmarino tritato
- 2 cucchiai di senape di Dijon
- Sale e pepe nero macinato fresco, q.b.
- Per la crema di rafano:

- 100 g di rafano grattugiato
- 200 ml di panna da cucina
- 1 cucchiaio di aceto bianco
- Sale e pepe, q.b.

Istruzioni:

- Preriscalda il forno a 200°C.
- Strofina il roast beef con olio, rosmarino, senape, sale e pepe.
- Posiziona la carne in una teglia e cuoci in forno per 1 ora, o fino a quando un termometro inserito al centro indica 57°C per una cottura al sangue.
- Per la crema di rafano, mescola il rafano grattugiato con la panna, aceto, sale e pepe.
- Lascia raffreddare la carne per 10 minuti prima di affettarla.
- Servi il roast beef con la crema di rafano a parte.

17. Sformato di Cavolfiore con Besciamella al Tartufo

Tempo di Preparazione: 15 minuti
Tempo di Cottura: 30 minuti
Porzioni: 6
Ingredienti:

- 1 cavolfiore grande, tagliato a cimette
- 50 g di burro
- 50 g di farina di cocco
- 500 ml di latte di mandorla
- 2 cucchiai di olio di tartufo
- 100 g di parmigiano reggiano grattugiato
- Sale e pepe nero macinato fresco, q.b.

Istruzioni:

- Cuoci il cavolfiore in acqua bollente salata fino a che è tenero, circa 7 minuti.
- In una pentola, sciogli il burro e aggiungi la farina di cocco, cuoci per un minuto.
- Aggiungi gradualmente il latte di mandorla, mescolando costantemente fino a che la besciamella non si addensa.
- Incorpora l'olio di tartufo e metà del parmigiano.
- Disponi il cavolfiore in una pirofila, versa sopra la besciamella e cospargi con il restante parmigiano.
- Cuoci in forno a 200°C per 20 minuti o fino a doratura.
- Servi caldo come contorno festivo.

18. Crostini di Salmone Affumicato e Crema di Avocado

Tempo di Preparazione: 10 minuti
Porzioni: 8
Ingredienti:

- 16 fette di pane keto, tostato
- 200 g di salmone affumicato
- 2 avocado maturi
- Succo di 1 limone
- 1 cucchiaio di aneto fresco tritato
- Sale e pepe nero macinato fresco, q.b.

Istruzioni:

- In un frullatore, frulla l'avocado con il succo di limone fino a ottenere una crema liscia.
- Condisci con sale, pepe e aneto.
- Spalma la crema di avocado sui crostini di pane.
- Top ogni crostino con una fetta di salmone affumicato.
- Servi come antipasto elegante e raffinato.

19. Insalata di Aragosta e Asparagi

Tempo di Preparazione: 20 minuti
Tempo di Cottura: 10 minuti
Porzioni: 4
Ingredienti:

- 2 aragoste grandi, cotte e sgusciate
- 1 mazzo di asparagi, tagliati a pezzi
- 1 avocado, tagliato a cubetti
- Succo di 1 limone
- Olio extravergine di oliva, q.b.
- Sale e pepe nero macinato fresco, q.b.
- Foglie di basilico fresco per guarnire

Istruzioni:

- Lessa gli asparagi in acqua salata bollente per 2-3 minuti, poi raffreddali rapidamente in acqua ghiacciata.
- Taglia l'aragosta a pezzi medi.
- In una ciotola grande, combina l'aragosta, gli asparagi, l'avocado e il succo di limone.
- Condisci con olio, sale e pepe.
- Mescola delicatamente e guarnisci con basilico fresco.
- Servi l'insalata fredda come piatto principale leggero e festivo.

20. Zucca Ripiena al Forno

Tempo di Preparazione: 15 minuti
Tempo di Cottura: 1 ora
Porzioni: 6
Ingredienti:

- 3 piccole zucche (tipo delica)
- 300 g di carne macinata di tacchino
- 1 cipolla tritata
- 2 spicchi d'aglio tritati
- 200 g di spinaci freschi
- 100 g di formaggio di capra, sbriciolato
- Sale e pepe nero macinato fresco, q.b.
- Olio extravergine di oliva, q.b.

Istruzioni:

- Pre-riscalda il forno a 180°C.
- Taglia la parte superiore delle zucche e rimuovi i semi.
- In una padella, soffriggi la cipolla e l'aglio nell'olio fino a che non sono traslucidi.
- Aggiungi la carne macinata e cuoci fino a doratura.
- Incorpora gli spinaci e cuoci fino a che non appassiscono.
- Togli dal fuoco, aggiungi il formaggio di capra e condisci con sale e pepe.
- Riempie le zucche con il misto di carne e coprile con la loro "cappella".
- Cuoci in forno per circa 1 ora, fino a che la zucca non è tenera.
- Servi caldo come piatto unico ricco e festoso.

Capitolo 8: Preparazioni di Base Chetogeniche

1. Maionese Keto Fatta in Casa

Tempo di Preparazione: 10 minuti
Porzioni: Circa 250 ml
Ingredienti:
- 1 uovo intero a temperatura ambiente
- 200 ml di olio di oliva leggero o olio di avocado
- 1 cucchiaio di succo di limone fresco
- 1 cucchiaino di senape di Dijon
- Sale e pepe nero macinato fresco, q.b.

Istruzioni:
- In un frullatore o con un frullatore a immersione, unisci l'uovo, il succo di limone e la senape.
- Frulla gli ingredienti mentre aggiungi molto lentamente l'olio, fino a che la miscela non inizia a emulsionare e diventare cremosa.
- Condisci con sale e pepe a piacere.
- Conserva la maionese in un contenitore ermetico in frigorifero per fino a una settimana.

2. Pesto Genovese Keto

Tempo di Preparazione: 10 minuti
Porzioni: Circa 200 ml
Ingredienti:
- 50 g di basilico fresco
- 30 g di pinoli
- 50 g di parmigiano reggiano grattugiato
- 1 spicchio d'aglio
- 150 ml di olio extravergine di oliva
- Sale, q.b.

Istruzioni:
- Lava e asciuga le foglie di basilico.
- Nel frullatore, combina basilico, pinoli, parmigiano, aglio e un pizzico di sale.
- Frulla mentre aggiungi gradualmente l'olio d'oliva fino a ottenere una salsa cremosa.
- Ajusta di sale e conserva in frigorifero in un contenitore ermetico fino a una settimana.

3. Salsa Alfredo Keto

Tempo di Preparazione: 5 minuti
Tempo di Cottura: 10 minuti
Porzioni: Circa 300 ml
Ingredienti:
- 250 ml di panna da cucina
- 50 g di burro
- 100 g di parmigiano reggiano grattugiato
- 1 spicchio d'aglio, schiacciato
- Sale e pepe nero macinato fresco, q.b.

Istruzioni:
- In una padella a fuoco medio, sciogli il burro e aggiungi l'aglio.
- Aggiungi la panna e lascia che raggiunga una leggera ebollizione.
- Riduci il calore e aggiungi il parmigiano, mescolando fino a che non si scioglie completamente e la salsa si addensa.
- Condisci con sale e pepe.
- Usa subito o conserva in frigorifero per fino a 3 giorni.

4. Salsa Barbecue Keto Senza Zucchero

Tempo di Preparazione: 5 minuti
Tempo di Cottura: 20 minuti
Porzioni: Circa 500 ml
Ingredienti:

- 400 ml di passata di pomodoro
- 50 ml di aceto di mele
- 2 cucchiai di eritritolo
- 1 cucchiaio di paprika affumicata
- 1 cucchiaino di aglio in polvere
- 1 cucchiaino di cipolla in polvere
- 1 cucchiaino di senape in polvere
- Sale e pepe nero macinato fresco, q.b.

Istruzioni:

- In una pentola, combina tutti gli ingredienti e porta a ebollizione.
- Riduci il fuoco e lascia sobbollire per circa 20 minuti, mescolando di tanto in tanto, fino a che la salsa si addensa.
- Ajusta di sale e pepe.
- Lascia raffreddare e trasferisci in un contenitore ermetico. Conserva in frigorifero.

5. Crema di Avocado Keto

Tempo di Preparazione: 5 minuti
Porzioni: Circa 200 ml
Ingredienti:

- 2 avocado maturi
- Succo di 1 lime
- 1 spicchio d'aglio
- Sale e pepe nero macinato fresco, q.b.
- Un pizzico di peperoncino in polvere (opzionale)

Istruzioni:

- Sbuccia e denocciola gli avocado.
- Metti in un frullatore gli avocado, il succo di lime, l'aglio, sale, pepe e peperoncino.
- Frulla fino a ottenere una crema liscia.
- Aggiusta di condimenti e serve come condimento per piatti di carne o come dip per verdure crude.

6. Burro Aromatizzato alle Erbe

Tempo di Preparazione: 10 minuti
Porzioni: Circa 200 g
Ingredienti:

- 200 g di burro non salato, ammorbidito
- 1 cucchiaio di rosmarino fresco tritato
- 1 cucchiaio di timo fresco tritato
- 1 cucchiaio di salvia fresca tritata
- 1 spicchio d'aglio, tritato finemente
- Sale e pepe nero macinato fresco, q.b.

Istruzioni:

- In una ciotola media, mescola il burro con rosmarino, timo, salvia, aglio, sale e pepe fino a che tutto è ben combinato.
- Trasferisci il burro su un pezzo di pellicola trasparente o carta da forno e arrotolalo a forma di cilindro.
- Metti in frigorifero fino al momento dell'uso. Perfetto per insaporire carni o verdure grigliate.

7. Vinaigrette di Aceto Balsamico

Tempo di Preparazione: 5 minuti
Porzioni: Circa 250 ml
Ingredienti:

- 150 ml di olio extravergine di oliva
- 100 ml di aceto balsamico
- 1 cucchiaino di senape di Dijon

- 1 spicchio d'aglio, tritato finemente
- Sale e pepe nero macinato fresco, q.b.

Istruzioni:

- In un barattolo con coperchio, combina olio, aceto balsamico, senape, aglio, sale e pepe.
- Chiudi il barattolo e agita bene fino a che tutti gli ingredienti sono emulsionati.
- Usa come condimento per insalate o verdure grigliate. Conserva in frigorifero.

8. Salsa Hollandaise Keto

Tempo di Preparazione: 10 minuti
Tempo di Cottura: 5 minuti
Porzioni: Circa 200 ml
Ingredienti:

- 3 tuorli d'uovo
- 150 g di burro, fuso
- 1 cucchiaio di succo di limone
- 1 cucchiaino di acqua calda
- Sale e pepe bianco, q.b.

Istruzioni:

- In una ciotola resistente al calore, sbatti i tuorli con il succo di limone e l'acqua.
- Metti la ciotola sopra una pentola di acqua frizzante (bagnomaria) assicurandoti che l'acqua non tocchi il fondo della ciotola.
- Continua a sbattere mentre aggiungi gradualmente il burro fuso fino a che la salsa si addensa.
- Condisci con sale e pepe bianco.
- Servi immediatamente con verdure o pesce.

9. Salsa ai Funghi Cheto

Tempo di Preparazione: 5 minuti
Tempo di Cottura: 15 minuti
Porzioni: Circa 300 ml
Ingredienti:

- 200 g di funghi champignon, tritati finemente
- 50 g di burro
- 100 ml di panna da cucina
- 1 spicchio d'aglio, tritato
- Sale e pepe nero macinato fresco, q.b.

Istruzioni:

- In una padella, sciogli il burro a fuoco medio.
- Aggiungi l'aglio e i funghi e cuoci fino a che i funghi non sono dorati e tutto il liquido si è evaporato.
- Riduci il fuoco, aggiungi la panna e cuoci per altri 5 minuti fino a che la salsa si addensa.
- Condisci con sale e pepe.
- Servi calda come accompagnamento per carni o verdure.

10. Ketchup Cheto Senza Zuccheri Aggiunti

Tempo di Preparazione: 5 minuti
Tempo di Cottura: 30 minuti
Porzioni: Circa 500 ml
Ingredienti:

- 400 g di passata di pomodoro
- 100 ml di aceto di sidro di mele
- 50 g di eritritolo o altro dolcificante chetogenico
- 1 cucchiaino di sale
- 1 cucchiaino di cipolla in polvere
- 1/2 cucchiaino di aglio in polvere
- 1/2 cucchiaino di paprika affumicata

Istruzioni:

- In una pentola, combina tutti gli ingredienti e porta a leggera ebollizione.
- Riduci il calore e lascia sobbollire per 30 minuti, mescolando di tanto in tanto.
- Lascia raffreddare e poi trasferisci il ketchup in un contenitore ermetico.
- Conserva in frigorifero e usa come condimento per hamburger, uova, o come base per altre salse.

Queste preparazioni di base chetogeniche sono essenziali per arricchire vari piatti, offrendo alternative a basso contenuto di carboidrati che mantengono sapori intensi e deliziosi, perfette per qualsiasi dieta chetogenica.

Capitolo 9: Piatti Vegetariani e Vegani

1. Zuppa di Funghi e Cavolo Nero Keto

Tempo di Preparazione: 10 minuti
Tempo di Cottura: 30 minuti
Porzioni: 4
Ingredienti:

- 300 g di funghi champignon, affettati
- 200 g di cavolo nero, tritato
- 1 cipolla grande, tritata
- 2 spicchi d'aglio, tritati
- 1 litro di brodo vegetale
- 50 ml di olio extravergine di oliva
- Sale e pepe nero macinato fresco, q.b.

Istruzioni:

- In una grande pentola, soffriggi la cipolla e l'aglio nell'olio fino a che non diventano traslucidi.
- Aggiungi i funghi e cuoci fino a che non rilasciano il loro liquido e cominciano a dorarsi.
- Aggiungi il cavolo nero e il brodo vegetale.
- Porta a ebollizione, poi riduci il fuoco e lascia sobbollire per 20 minuti.
- Condisci con sale e pepe.
- Servi la zuppa calda per un pasto riscaldante e nutriente.

2. Insalata di Avocado e Pomodori Secchi

Tempo di Preparazione: 10 minuti
Porzioni: 2
Ingredienti:

- 2 avocado maturi, tagliati a cubetti
- 100 g di pomodori secchi sott'olio, tritati
- 50 g di pinoli tostati
- Succo di 1 limone
- Olio extravergine di oliva, q.b.
- Sale e pepe nero macinato fresco, q.b.

Istruzioni:

- In una ciotola, combina l'avocado, i pomodori secchi e i pinoli.
- Condisci con il succo di limone, olio, sale e pepe.
- Mescola delicatamente per combinare.
- Servi l'insalata fresca come contorno o piatto unico per un pranzo leggero e soddisfacente.

3. Curry di Cavolfiore e Ceci

Tempo di Preparazione: 10 minuti
Tempo di Cottura: 20 minuti
Porzioni: 4
Ingredienti:

- 1 cavolfiore grande, tagliato a cimette
- 400 g di ceci, già cotti
- 1 cipolla, tritata
- 2 spicchi d'aglio, tritati
- 400 ml di latte di cocco
- 2 cucchiai di curry in polvere
- Olio extravergine di oliva, q.b.
- Sale e pepe nero macinato fresco, q.b.

Istruzioni:

- In una grande padella, soffriggi la cipolla e l'aglio nell'olio fino a che non diventano traslucidi.
- Aggiungi il curry in polvere e cuoci per un minuto per rilasciare gli aromi.

- Aggiungi il cavolfiore e i ceci,
  mescolando bene per coprirli con le
  spezie.
- Versa il latte di cocco e porta a leggera
  ebollizione.
- Riduci il calore e lascia sobbollire per
  15 minuti o fino a che il cavolfiore è
  tenero.
- Condisci con sale e pepe.
- Servi caldo, accompagnato da riso
  basmati o naan keto.

4. Burger di Funghi Portobello

Tempo di Preparazione: 15 minuti
Tempo di Cottura: 10 minuti
Porzioni: 4
Ingredienti:

- 4 grandi funghi Portobello, puliti
- 100 g di formaggio vegano, fuso
- 1 avocado, affettato
- 1 pomodoro grande, affettato
- Foglie di lattuga
- Olio extravergine di oliva, q.b.
- Sale e pepe nero macinato fresco, q.b.

Istruzioni:

- Pre-riscalda una griglia o una padella a
  fuoco medio-alto.
- Strofina i funghi con olio, sale e pepe.
- Griglia i funghi per circa 5 minuti per
  lato.
- Top ogni fungo con formaggio vegano
  e lascia sciogliere leggermente.
- Assembla i burger usando i funghi
  come base e aggiungi l'avocado, il
  pomodoro e la lattuga.
- Servi immediatamente per
  un'alternativa vegana ai burger
  tradizionali.

5. Tofu Marinato alla Griglia

Tempo di Preparazione: 30 minuti (più
tempo di marinatura)
Tempo di Cottura: 10 minuti
Porzioni: 4
Ingredienti:

- 400 g di tofu, drenato e pressato
- 2 cucchiai di salsa di soia
- 2 cucchiai di aceto di mele
- 1 cucchiaio di olio di sesamo
- 1 cucchiaio di agave syrup (opzionale,
  per chi non è in stretta keto)
- 1 cucchiaino di aglio in polvere
- 1 cucchiaino di zenzero fresco
  grattugiato
- Olio per grigliare

Istruzioni:

- Taglia il tofu in fette spesse circa 1 cm.
- In una ciotola, combina la salsa di soia,
  aceto di mele, olio di sesamo, agave
  syrup, aglio e zenzero per creare la
  marinata.
- Immergi il tofu nella marinata e lascialo
  riposare per almeno 1 ora, meglio se
  durante la notte, in frigorifero.
- Riscalda una griglia o una padella e
  ungi leggermente.
- Griglia il tofu per 5 minuti per lato,
  spennellando con la marinata
  rimanente mentre cuoce.
- Servi caldo come piatto principale o
  aggiunto a insalate.

6. Zoodles alla Carbonara Vegana

Tempo di Preparazione: 15 minuti
Tempo di Cottura: 10 minuti
Porzioni: 4
Ingredienti:

- 4 zucchine grandi, trasformate in zoodles (spaghetti di zucchina)
- 200 g di tofu affumicato, tritato
- 1 avocado maturo
- 1 spicchio d'aglio, tritato
- Succo di 1/2 limone
- 2 cucchiai di lievito alimentare
- Sale e pepe nero macinato fresco, q.b.
- Olio extravergine di oliva, q.b.

Istruzioni:

- In un frullatore, frulla l'avocado con l'aglio, il succo di limone e il lievito alimentare fino a ottenere una crema liscia.
- In una padella grande, scalda un filo d'olio e salta i zoodles per circa 3-4 minuti, fino a che non sono leggermente teneri.
- Aggiungi il tofu affumicato e la crema di avocado, mescola bene fino a che tutto è ben caldo.
- Condisci con sale e pepe.
- Servi immediatamente, offrendo una versione completamente vegana e chetogenica della classica carbonara.

7. Insalata di Cavolo Rosso e Semi di Chia

Tempo di Preparazione: 10 minuti
Porzioni: 4
Ingredienti:

- 1/2 cavolo rosso, affettato sottilmente
- 1 carota grande, grattugiata
- 2 cucchiai di semi di chia
- 2 cucchiai di olio di oliva
- Succo di 1 limone
- Sale e pepe nero macinato fresco, q.b.

Istruzioni:

- In una grande ciotola, combina il cavolo rosso, la carota e i semi di chia.
- In una ciotola piccola, mescola l'olio di oliva con il succo di limone, sale e pepe.
- Versa il condimento sull'insalata e mescola bene.
- Lascia riposare per almeno 10 minuti prima di servire per permettere ai sapori di amalgamarsi.

8. Curry Vegano di Zucca e Lenticchie

Tempo di Preparazione: 15 minuti
Tempo di Cottura: 30 minuti
Porzioni: 4
Ingredienti:

- 400 g di zucca, tagliata a cubetti
- 200 g di lenticchie rosse, sciacquate
- 1 cipolla, tritata
- 2 spicchi d'aglio, tritati
- 400 ml di latte di cocco
- 2 cucchiai di pasta di curry rosso
- Olio extravergine di oliva, q.b.
- Sale e pepe nero macinato fresco, q.b.
- Coriandolo fresco per guarnire

Istruzioni:

- In una grande pentola, soffriggi la cipolla e l'aglio nell'olio fino a che non diventano traslucidi.
- Aggiungi la pasta di curry e cuoci per un minuto.
- Aggiungi la zucca e le lenticchie, mescola bene.

- Versa il latte di cocco e porta a ebollizione.
- Riduci il calore e lascia sobbollire per circa 30 minuti, o fino a che la zucca e le lenticchie sono tenere.
- Condisci con sale e pepe.
- Servi caldo, guarnito con coriandolo fresco.

9. Frittata Vegana di Tofu e Spinaci

Tempo di Preparazione: 10 minuti
Tempo di Cottura: 20 minuti
Porzioni: 4
Ingredienti:
- 400 g di tofu morbido, sgocciolato
- 200 g di spinaci freschi, tritati
- 1 cipolla piccola, tritata
- 1/2 cucchiaino di curcuma in polvere
- 2 cucchiai di lievito alimentare
- Olio extravergine di oliva, q.b.
- Sale e pepe nero macinato fresco, q.b.

Istruzioni:
- Pre-riscalda il forno a 180°C.
- In una padella, soffriggi la cipolla in olio fino a che non diventa traslucida.
- Aggiungi gli spinaci e cuoci fino a che non appassiscono.
- Nel frullatore, frulla il tofu con la curcuma, il lievito alimentare, sale e pepe fino a ottenere un composto liscio.
- Unisci il tofu frullato agli spinaci e cipolla, mescola bene.
- Versa il composto in una teglia oliata.
- Cuoci in forno per 20 minuti o fino a che la frittata è ferma e dorata.
- Servi calda o a temperatura ambiente.

10. Crema di Broccoli e Avocado

Tempo di Preparazione: 10 minuti
Tempo di Cottura: 20 minuti
Porzioni: 4
Ingredienti:
- 300 g di broccoli, tagliati a cimette
- 2 avocado maturi, denocciolati e sbucciati
- 1 litro di brodo vegetale
- Succo di 1 limone
- Sale e pepe nero macinato fresco, q.b.
- Olio extravergine di oliva, q.b.

Istruzioni:
- In una grande pentola, cuoci i broccoli nel brodo fino a che non sono molto teneri.
- Aggiungi gli avocado e il succo di limone al brodo con i broccoli.
- Usa un frullatore a immersione per frullare tutto fino a ottenere una crema liscia.
- Condisci con sale e pepe.
- Servi la crema calda, guarnita con un filo d'olio extravergine di oliva.

11. Polpette di Cavolfiore e Mandorle

Tempo di Preparazione: 20 minuti
Tempo di Cottura: 25 minuti
Porzioni: 4
Ingredienti:
- 1 cavolfiore medio, tritato finemente
- 100 g di farina di mandorle
- 1 cucchiaio di semi di lino macinati, mescolati con 3 cucchiai di acqua (come sostituto dell'uovo)
- 2 cucchiai di prezzemolo tritato

- 2 spicchi d'aglio, tritati
- Sale e pepe nero macinato fresco, q.b.
- Olio extravergine di oliva per cottura

Istruzioni:

- Preriscalda il forno a 180°C e rivesti una teglia con carta da forno.
- In una ciotola grande, combina il cavolfiore tritato, la farina di mandorle, il mix di semi di lino e acqua, il prezzemolo, l'aglio, il sale e il pepe.
- Forma delle piccole polpette con il composto e disponile sulla teglia preparata.
- Irrora leggermente le polpette con olio d'oliva.
- Cuoci in forno per 25 minuti, girandole a metà cottura, fino a che sono dorate e croccanti.
- Servi calde come antipasto o insieme a una salsa vegana a piacere.

12. Crema di Ceci al Rosmarino

Tempo di Preparazione: 10 minuti
Tempo di Cottura: 5 minuti
Porzioni: 4
Ingredienti:

- 400 g di ceci cotti, sciacquati e sgocciolati
- 2 cucchiai di rosmarino fresco tritato
- 1 spicchio d'aglio, tritato
- Succo di 1 limone
- 50 ml di olio extravergine di oliva
- Sale e pepe nero macinato fresco, q.b.

Istruzioni:

- In un frullatore, unisci i ceci, il rosmarino, l'aglio, il succo di limone, l'olio, il sale e il pepe.
- Frulla fino a ottenere una crema liscia e omogenea.
- Se necessario, aggiusta di sale e pepe.

- Servi la crema spalmata su crostini di pane keto o come condimento per verdure crude.

13. Ratatouille Keto

Tempo di Preparazione: 15 minuti
Tempo di Cottura: 40 minuti
Porzioni: 6
Ingredienti:

- 1 melanzana grande, tagliata a cubetti
- 2 zucchine, tagliate a cubetti
- 1 peperone rosso, tagliato a cubetti
- 1 cipolla grande, tritata
- 2 spicchi d'aglio, tritati
- 400 g di pomodori pelati, tritati
- Olio extravergine di oliva, q.b.
- Sale e pepe nero macinato fresco, q.b.
- Un pizzico di erbe di Provenza

Istruzioni:

- In una grande padella o casseruola, riscalda l'olio e soffriggi la cipolla e l'aglio fino a che non sono traslucidi.
- Aggiungi melanzana, zucchine e peperone, e cuoci a fuoco medio per 10 minuti, mescolando di tanto in tanto.
- Aggiungi i pomodori e le erbe di Provenza. Condisci con sale e pepe.
- Copri e lascia cuocere a fuoco lento per altri 30 minuti, fino a che la verdura è tenera.
- Servi caldo come contorno o piatto principale.

14. Zuppa di Asparagi e Avocado

Tempo di Preparazione: 10 minuti
Tempo di Cottura: 15 minuti
Porzioni: 4
Ingredienti:

- 500 g di asparagi, mondati e tagliati a pezzi
- 2 avocado maturi, denocciolati e pelati
- 1 litro di brodo vegetale
- Succo di 1 limone
- Sale e pepe nero macinato fresco, q.b.
- Olio extravergine di oliva, q.b.

Istruzioni:

- In una pentola, porta a ebollizione il brodo e aggiungi gli asparagi.
- Cuoci per 10 minuti o fino a che gli asparagi sono teneri.
- Aggiungi gli avocado e il succo di limone al brodo.
- Frulla con un frullatore a immersione fino a ottenere una consistenza liscia.
- Condisci con sale e pepe.
- Servi la zuppa calda, guarnita con un filo d'olio extravergine di oliva.

15. Spinaci Saltati con Aglio e Limone

Tempo di Preparazione: 5 minuti
Tempo di Cottura: 5 minuti
Porzioni: 4
Ingredienti:

- 400 g di spinaci freschi
- 2 spicchi d'aglio, affettati sottilmente
- Succo di 1/2 limone
- Olio extravergine di oliva, q.b.
- Sale e pepe nero macinato fresco, q.b.

Istruzioni:

- In una grande padella, riscalda un filo d'olio e aggiungi l'aglio.
- Prima che l'aglio prenda colore, aggiungi gli spinaci e cuoci fino a che non appassiscono, circa 3-4 minuti.
- Spremi il succo di limone sugli spinaci e condisci con sale e pepe.
- Mescola bene e servi immediatamente come contorno leggero e saporito.

16. Creme Brulee Vegana al Cocco

Tempo di Preparazione: 10 minuti
Tempo di Cottura: 40 minuti
Porzioni: 4
Ingredienti:

- 400 ml di latte di cocco pieno grasso
- 1 cucchiaino di estratto di vaniglia
- 60 g di eritritolo
- 4 cucchiai di zucchero di cocco per caramellizzare (opzionale, per chi non è in stretta keto)
- 2 cucchiai di amido di tapioca sciolto in 50 ml di acqua

Istruzioni:

- In una pentola, combina il latte di cocco, l'eritritolo e l'estratto di vaniglia. Porta quasi a ebollizione a fuoco medio.
- Aggiungi l'amido di tapioca sciolto e mescola continuamente fino a che la crema non si addensa.
- Versa la crema nei ramequins.
- Cuoci in forno a bagnomaria a 160°C per 30 minuti.
- Lascia raffreddare completamente, poi cospargi di zucchero di cocco e

caramellizza con un cannello da cucina
prima di servire.

17. Frittelle di Zucchine al Forno

Tempo di Preparazione: 15 minuti
Tempo di Cottura: 20 minuti
Porzioni: 4
Ingredienti:

- 2 zucchine grandi, grattugiate e strizzate
- 50 g di farina di mandorle
- 1 cucchiaino di lievito in polvere
- 2 cucchiai di lievito alimentare
- Sale e pepe nero macinato fresco, q.b.
- Olio extravergine di oliva, q.b.

Istruzioni:

- In una ciotola, mescola le zucchine con la farina di mandorle, il lievito in polvere, il lievito alimentare, sale e pepe.
- Forma delle piccole frittelle dal composto e disponile su una teglia rivestita con carta da forno, leggermente unta.
- Cuoci in forno pre-riscaldato a 200°C per 20 minuti, girandole a metà cottura, fino a che sono dorate e croccanti.
- Servi calde con una salsa vegana a piacere.

18. Insalata di Ravanelli e Finocchio con Citronette

Tempo di Preparazione: 10 minuti
Porzioni: 4
Ingredienti:

- 1 finocchio grande, affettato sottilmente
- 200 g di ravanelli, affettati sottilmente
- 2 cucchiai di succo di limone
- 4 cucchiai di olio extravergine di oliva
- Sale e pepe nero macinato fresco, q.b.

Istruzioni:

- In una grande ciotola, mescola insieme finocchio e ravanelli.
- In una piccola ciotola, sbatti insieme il succo di limone, olio, sale e pepe per creare una citronette.
- Versa la citronette sull'insalata e mescola bene.
- Lascia riposare per 5 minuti prima di servire per permettere ai sapori di amalgamarsi.

19. Tacos di Lenticchie Speziate

Tempo di Preparazione: 20 minuti
Tempo di Cottura: 20 minuti
Porzioni: 4
Ingredienti:

- 200 g di lenticchie rosse, sciacquate
- 1 cipolla rossa, tritata
- 2 spicchi d'aglio, tritati
- 1 peperone rosso, tagliato a dadini
- 2 cucchiai di pasta di pomodoro
- 1 cucchiaino di cumino in polvere
- 1 cucchiaino di coriandolo in polvere
- 1/2 cucchiaino di paprika affumicata
- 4 gusci di taco keto-friendly
- Olio extravergine di oliva, q.b.
- Sale e pepe nero macinato fresco, q.b.
- Coriandolo fresco per guarnire

Istruzioni:

- In una padella, riscalda un filo d'olio e soffriggi cipolla e aglio fino a che non diventano traslucidi.

- Aggiungi peperone, pasta di pomodoro, cumino, coriandolo, paprika, e cuoci per 5 minuti.
- Aggiungi le lenticchie e copri con acqua. Porta a ebollizione, poi riduci il calore e lascia sobbollire per circa 15 minuti o fino a che le lenticchie sono tenere.
- Condisci con sale e pepe.
- Riempi i gusci di taco con il mix di lenticchie e guarnisci con coriandolo fresco.
- Servi immediatamente.

20. Melanzane alla Parmigiana Vegana

Tempo di Preparazione: 20 minuti
Tempo di Cottura: 40 minuti
Porzioni: 4
Ingredienti:

- 2 melanzane grandi, affettate longitudinalmente
- 500 ml di passata di pomodoro
- 200 g di formaggio vegano grattugiato
- 2 cucchiai di olio extravergine di oliva
- 1 cucchiaino di origano secco
- Sale e pepe nero macinato fresco, q.b.

Istruzioni:

- Preriscalda il forno a 190°C.
- In una padella, cuoci le fette di melanzana in olio fino a che non sono dorate da entrambi i lati.
- In una pirofila, alterna strati di melanzane, passata di pomodoro, formaggio vegano e origano.
- Condisci ogni strato con sale e pepe.
- Cuoci in forno per 40 minuti o fino a che la superficie è dorata e bollente.

- Lascia riposare per 10 minuti prima di servire.

21. Crema di Zucca con Tofu Affumicato

Tempo di Preparazione: 10 minuti
Tempo di Cottura: 30 minuti
Porzioni: 4
Ingredienti:

- 1 kg di zucca, tagliata a cubi
- 200 g di tofu affumicato, tagliato a cubetti
- 1 cipolla grande, tritata
- 1 litro di brodo vegetale
- 2 cucchiai di olio di cocco
- Sale e pepe nero macinato fresco, q.b.

Istruzioni:

- In una grande pentola, soffriggi la cipolla in olio di cocco fino a che non diventa traslucida.
- Aggiungi la zucca e il brodo vegetale. Porta a ebollizione, poi riduci il calore e lascia sobbollire per 20 minuti.
- Aggiungi il tofu affumicato e cuoci per altri 10 minuti.
- Frulla il tutto fino a ottenere una crema liscia.
- Condisci con sale e pepe.
- Servi calda, guarnita con un filo di olio di cocco.

22. Stufato di Funghi e Cavolo Nero

Tempo di Preparazione: 15 minuti
Tempo di Cottura: 35 minuti
Porzioni: 4
Ingredienti:

- 300 g di funghi misti, affettati

- 200 g di cavolo nero, tritato
- 1 cipolla, tritata
- 2 spicchi d'aglio, tritati
- 500 ml di brodo vegetale
- 100 ml di vino rosso
- 2 cucchiai di pasta di pomodoro
- Olio extravergine di oliva, q.b.
- Sale e pepe nero macinato fresco, q.b.
- Timo fresco per guarnire

Istruzioni:

- In una grande casseruola, riscalda un filo d'olio e soffriggi la cipolla e l'aglio fino a che non sono dorati.
- Aggiungi i funghi e cuoci fino a che non sono teneri.
- Versa il vino rosso e lascia evaporare.
- Aggiungi il cavolo nero, la pasta di pomodoro e il brodo. Porta a ebollizione, poi riduci il calore e lascia sobbollire per 25 minuti.
- Condisci con sale e pepe.
- Servi caldo, guarnito con timo fresco.

23. Vellutata di Asparagi e Mandorle

Tempo di Preparazione: 10 minuti
Tempo di Cottura: 20 minuti
Porzioni: 4
Ingredienti:

- 500 g di asparagi, mondati e tagliati a pezzi
- 50 g di mandorle pelate
- 1 cipolla bianca, tritata
- 750 ml di brodo vegetale
- 2 cucchiai di olio extravergine di oliva
- Sale e pepe bianco macinato fresco, q.b.

Istruzioni:

- In una pentola, soffriggi la cipolla nell'olio fino a che non diventa trasparente.
- Aggiungi gli asparagi e cuoci per 5 minuti.
- Aggiungi le mandorle e il brodo vegetale. Porta a ebollizione, poi riduci il calore e lascia sobbollire per 15 minuti.
- Frulla il tutto fino a ottenere una vellutata liscia.
- Condisci con sale e pepe.
- Servi calda, guarnita con mandorle tritate se desiderato.

24. Involtini Primavera al Forno con Verdure e Tofu

Tempo di Preparazione: 30 minuti
Tempo di Cottura: 20 minuti
Porzioni: 6
Ingredienti:

- 12 fogli di pasta filo (assicurati che sia vegana)
- 200 g di tofu, drenato e tagliato a bastoncini
- 1 carota grande, tagliata a julienne
- 1 zucchina, tagliata a julienne
- 100 g di germogli di soia
- 2 cucchiai di salsa di soia
- 1 cucchiaino di olio di sesamo
- 1 spicchio d'aglio, tritato
- Olio extravergine di oliva per spennellare
- Sale e pepe nero macinato fresco, q.b.

Istruzioni:

- Preriscalda il forno a 200°C.
- In una padella, scalda l'olio di sesamo e soffriggi l'aglio per un minuto.

- Aggiungi il tofu e le verdure. Salta per 5 minuti, poi aggiungi la salsa di soia e i germogli di soia. Cuoci per altri 2 minuti.
- Lascia raffreddare leggermente il ripieno.
- Prendi un foglio di pasta filo, spennellalo leggermente con olio d'oliva, posiziona un po' del ripieno al centro e piega per formare un involtino.
- Disponi gli involtini su una teglia foderata con carta forno e spennella la superficie con altro olio.
- Cuoci in forno per 20 minuti o fino a doratura.
- Servi caldi, accompagnati da una salsa a base di soia o agrodolce.

25. Polpette di Broccoli e Quinoa

Tempo di Preparazione: 20 minuti
Tempo di Cottura: 25 minuti
Porzioni: 4
Ingredienti:
- 200 g di quinoa, cotta secondo le istruzioni sulla confezione
- 300 g di broccoli, cotti a vapore e tritati finemente
- 50 g di farina di mandorle
- 1 cucchiaio di lievito alimentare
- 1 cucchiaio di semi di lino macinati, mescolati con 3 cucchiai di acqua (sostituto dell'uovo)
- Sale e pepe nero macinato fresco, q.b.
- Olio extravergine di oliva per cottura

Istruzioni:
- Preriscalda il forno a 190°C.
- In una grande ciotola, mescola la quinoa, i broccoli, la farina di mandorle, il lievito alimentare e il mix di semi di lino e acqua.
- Condisci con sale e pepe.
- Forma delle piccole polpette dal composto e disponile su una teglia rivestita con carta da forno.
- Irrora leggermente le polpette con olio d'oliva.
- Cuoci in forno per 25 minuti, girandole a metà cottura, fino a che sono dorate e croccanti.
- Servi calde, accompagnate da una salsa vegana cremosa o una semplice insalata.

Capitolo 10: Ricette per il Piano Alimentare Chetogenico

1. Casseruola Chetogenica di Pollo e Broccoli

Tempo di Preparazione: 20 minuti
Tempo di Cottura: 30 minuti
Porzioni: 6
Ingredienti:
- 1 kg di petto di pollo, tagliato a cubetti
- 500 g di broccoli, tagliati a cimette
- 200 g di formaggio cheddar grattugiato
- 200 ml di panna da cucina
- 100 g di formaggio cremoso
- 2 spicchi d'aglio, tritati
- 1 cipolla media, tritata
- 100 ml di brodo di pollo
- 2 cucchiai di olio d'oliva
- Sale e pepe nero macinato fresco, q.b.
- 1 cucchiaino di paprika
- Erbe aromatiche a piacere (per esempio, timo o rosmarino)

Istruzioni:
- Preriscalda il forno a 190°C.
- In una grande padella, riscalda l'olio d'oliva a fuoco medio e soffriggi la cipolla e l'aglio fino a quando non diventano traslucidi.
- Aggiungi il pollo tagliato a cubetti, salalo e pepalo a piacere, e cuoci fino a doratura su tutti i lati.
- In una casseruola grande da forno, distribuisci i broccoli crudi tagliati a cimette.
- Disponi il pollo soffritto sopra i broccoli.
- In una ciotola, mescola la panna da cucina, il formaggio cremoso, il brodo di pollo, la paprika e le erbe aromatiche fino a ottenere un composto omogeneo.
- Versa questa miscela cremosa sopra il pollo e i broccoli nella casseruola.
- Cospargi il formaggio cheddar grattugiato sopra il tutto.
- Cuoci in forno per circa 30 minuti, o fino a quando il formaggio non è dorato e borbottante.
- Lascia raffreddare la casseruola prima di dividerla in porzioni.
- Conserva le porzioni in contenitori ermetici nel frigorifero per fino a 5 giorni o congela per un uso futuro.

2. Insalata di Tonno Keto

Tempo di Preparazione: 10 minuti
Porzioni: 4
Ingredienti:
- 2 scatolette di tonno in olio, sgocciolato
- 1 avocado, tagliato a cubetti
- 100 g di olive verdi, snocciolate e tagliate a metà
- 2 cucchiai di capperi
- Succo di 1 limone
- 4 cucchiai di olio extravergine di oliva
- Sale e pepe nero macinato fresco, q.b.

Istruzioni:
- In una ciotola media, combina il tonno, l'avocado, le olive e i capperi.
- Condisci con il succo di limone, l'olio d'oliva, sale e pepe.

- Mescola delicatamente fino a combinare bene tutti gli ingredienti.
- Servi subito o conserva in frigorifero in un contenitore ermetico per fino a 2 giorni.

3. Zuppa di Pollo e Funghi Keto

Tempo di Preparazione: 15 minuti
Tempo di Cottura: 30 minuti
Porzioni: 4
Ingredienti:
- 500 g di petto di pollo, tagliato a pezzi
- 300 g di funghi champignon, affettati
- 1 cipolla grande, tritata
- 2 spicchi d'aglio, tritati
- 1 litro di brodo di pollo
- 200 ml di panna da cucina
- 2 cucchiai di olio d'oliva
- Sale e pepe nero macinato fresco, q.b.
- Prezzemolo fresco tritato per guarnire

Istruzioni:
- In una grande pentola, riscalda l'olio d'oliva e soffriggi la cipolla e l'aglio fino a che non diventano traslucidi.
- Aggiungi il pollo e i funghi e cuoci fino a che il pollo non è dorato su tutti i lati.
- Versa il brodo di pollo e porta a ebollizione.
- Riduci il calore e lascia sobbollire per 20 minuti.
- Aggiungi la panna, sale e pepe e cuoci per altri 10 minuti.
- Guarnisci con prezzemolo fresco e servi caldo.
- Conserva le porzioni rimanenti in contenitori ermetici nel frigorifero per fino a 3 giorni o congela per un uso futuro.

4. Mini Quiche di Spinaci e Feta Keto

Tempo di Preparazione: 20 minuti
Tempo di Cottura: 25 minuti
Porzioni: 12 mini quiche
Ingredienti:
- 6 uova
- 200 g di spinaci freschi, tritati
- 150 g di feta, sbriciolata
- 100 ml di panna da cucina
- 1 cipolla piccola, tritata
- Sale e pepe nero macinato fresco, q.b.
- Olio extravergine di oliva per ungere

Istruzioni:
- Preriscalda il forno a 180°C e ungi una teglia per muffin.
- In una padella, cuoci gli spinaci con un filo d'olio fino a che non si appassiscono. Lascia raffreddare.
- In una ciotola grande, sbatti le uova con la panna. Aggiungi la feta, la cipolla e gli spinaci raffreddati.
- Condisci con sale e pepe.
- Versa il composto nelle cavità della teglia per muffin.
- Cuoci in forno per 25 minuti o fino a che le mini quiche sono dorate e ben cotte.
- Lascia raffreddare e conserva in frigorifero o congela in contenitori ermetici.

5. Stufato di Manzo Keto

Tempo di Preparazione: 20 minuti
Tempo di Cottura: 2 ore
Porzioni: 6
Ingredienti:

- 1 kg di manzo per stufato, tagliato a cubetti
- 300 g di radici di sedano, tagliate a cubetti
- 2 carote grandi, tagliate a cubetti (opzionale, per chi non è in stretta keto)
- 1 cipolla grande, tritata
- 3 spicchi d'aglio, tritati
- 500 ml di brodo di carne
- 200 ml di vino rosso
- 2 cucchiai di pasta di pomodoro
- 1 rametto di rosmarino
- 3 foglie di alloro
- Sale e pepe nero macinato fresco, q.b.
- Olio extravergine di oliva, q.b.

Istruzioni:

- In una grande casseruola, riscalda un filo d'olio e rosola i pezzi di manzo fino a che non sono ben dorati su tutti i lati.
- Aggiungi la cipolla e l'aglio e soffriggi fino a trasparenza.
- Aggiungi le radici di sedano e le carote, poi versa il vino rosso e lascia evaporare.
- Aggiungi il brodo di carne, la pasta di pomodoro, il rosmarino e l'alloro. Porta a ebollizione, poi riduci il calore e lascia sobbollire coperto per circa 2 ore, o fino a che la carne è tenera.
- Condisci con sale e pepe.
- Servi caldo o conserva in frigorifero per fino a 5 giorni o congela in porzioni per un uso futuro.

6. Crepes di Farina di Cocco

Tempo di Preparazione: 10 minuti
Tempo di Cottura: 5 minuti per crepe
Porzioni: 8 crepes
Ingredienti:

- 100 g di farina di cocco
- 200 ml di latte di mandorla
- 4 uova
- 1 cucchiaio di eritritolo
- 1 cucchiaino di estratto di vaniglia
- Olio di cocco, per cucinare

Istruzioni:

- In una ciotola, mescola la farina di cocco, il latte di mandorla, le uova, l'eritritolo e l'estratto di vaniglia fino a ottenere un composto liscio.
- Riscalda una padella antiaderente e ungi leggermente con olio di cocco.
- Versa un mestolo di impasto nella padella e cuoci per circa 2-3 minuti per lato fino a che le crepes sono dorate.
- Ripeti con il resto dell'impasto.
- Servi le crepes calde o conservale in frigorifero per fino a 3 giorni, o congelale separandole con carta da forno.

7. Zuppa Cremosa di Avocado e Cetriolo

Tempo di Preparazione: 10 minuti
Tempo di Cottura: Nessuno
Porzioni: 4
Ingredienti:

- 2 avocado maturi, pelati e denocciolati
- 2 cetrioli, pelati e tritati
- 500 ml di brodo vegetale freddo
- Succo di 1 lime
- 1 cucchiaio di aneto fresco tritato

- Sale e pepe nero macinato fresco, q.b.

Istruzioni:

- In un frullatore, unisci gli avocado, i cetrioli, il brodo vegetale, il succo di lime e l'aneto.
- Frulla fino a ottenere una consistenza liscia e cremosa.
- Condisci con sale e pepe.
- Servi la zuppa fredda o conservala in frigorifero per rinfrescare prima di servire.

8. Polpette di Salmone Keto

Tempo di Preparazione: 15 minuti
Tempo di Cottura: 20 minuti
Porzioni: 4
Ingredienti:

- 500 g di salmone fresco, tritato
- 1 uovo
- 50 g di farina di mandorle
- 2 cucchiai di aneto fresco tritato
- Zest di 1 limone
- Sale e pepe nero macinato fresco, q.b.
- Olio d'oliva per cucinare

Istruzioni:

- In una ciotola, mescola il salmone tritato, l'uovo, la farina di mandorle, l'aneto, il zest di limone, sale e pepe fino a ottenere un composto omogeneo.
- Forma delle piccole polpette con il composto.
- Riscalda l'olio in una padella e cuoci le polpette per circa 10 minuti per lato, fino a che sono ben dorate e cotte internamente.
- Servi calde o conserva in frigorifero per fino a 3 giorni o congela per un uso futuro.

9. Insalata di Cavolo e Noci

Tempo di Preparazione: 10 minuti
Porzioni: 4
Ingredienti:

- 1 cavolo cappuccio piccolo, affettato finemente
- 100 g di noci, tritate grossolanamente
- 50 g di parmigiano reggiano, grattugiato
- 4 cucchiai di olio extravergine di oliva
- 2 cucchiai di aceto di mele
- Sale e pepe nero macinato fresco, q.b.

Istruzioni:

- In una grande ciotola, mescola il cavolo con le noci e il parmigiano.
- In una ciotola più piccola, sbatti insieme l'olio, l'aceto, sale e pepe.
- Versa il condimento sull'insalata e mescola bene.
- Lascia riposare per 10 minuti prima di servire per permettere ai sapori di amalgamarsi.
- Conserva in frigorifero per fino a 3 giorni.

10. Casseruola di Uova e Chorizo

Tempo di Preparazione: 15 minuti
Tempo di Cottura: 25 minuti
Porzioni: 6
Ingredienti:

- 8 uova
- 200 g di chorizo, tagliato a cubetti
- 100 g di spinaci freschi
- 1 cipolla rossa, tritata
- 100 g di formaggio cheddar grattugiato
- 2 cucchiai di panna da cucina
- Sale e pepe nero macinato fresco, q.b.

- Olio extravergine di oliva, q.b.

Istruzioni:

- Preriscalda il forno a 180°C.
- In una padella, cuoci il chorizo e la cipolla in un filo d'olio fino a che il chorizo non è croccante e la cipolla traslucida.
- Aggiungi gli spinaci e cuoci fino a che non appassiscono.
- In una ciotola, sbatti le uova con la panna, sale e pepe.
- Aggiungi il mix di chorizo e spinaci alle uova e mescola bene.
- Versa il composto in una casseruola e cospargi con il cheddar.
- Cuoci in forno per 25 minuti o fino a che l'impasto è ben cotto e dorato in superficie.
- Servi caldo o conserva in frigorifero per fino a 4 giorni o congela in porzioni individuali.

11. Muffin Salati al Bacon e Formaggio

Tempo di Preparazione: 15 minuti
Tempo di Cottura: 20 minuti
Porzioni: 12 muffin
Ingredienti:

- 6 fette di bacon, tritate e cotte fino a diventare croccanti
- 100 g di formaggio cheddar, grattugiato
- 200 g di farina di mandorle
- 3 uova
- 100 ml di panna da cucina
- 1 cucchiaino di lievito in polvere
- Sale e pepe nero macinato fresco, q.b.

Istruzioni:

- Preriscalda il forno a 180°C e ungi una teglia per muffin o rivesti con pirottini di carta.
- In una grande ciotola, mescola la farina di mandorle, il lievito, il sale e il pepe.
- In un'altra ciotola, sbatti le uova con la panna. Aggiungi il bacon croccante e il formaggio cheddar.
- Unisci gli ingredienti umidi a quelli secchi e mescola fino a ottenere un composto omogeneo.
- Riempie ogni cavità della teglia per muffin con il composto.
- Cuoci in forno per 20 minuti o fino a che i muffin sono dorati e ben cotti.
- Lascia raffreddare e conserva in frigorifero o congela in contenitori ermetici.

12. Zuppa di Avocado e Gamberetti

Tempo di Preparazione: 15 minuti
Tempo di Cottura: Nessuno
Porzioni: 4
Ingredienti:

- 2 avocado maturi, pelati e denocciolati
- 200 g di gamberetti cotti e sgusciati
- 500 ml di brodo di vegetale freddo
- Succo di 1 lime
- 1 cucchiaino di coriandolo tritato
- Sale e pepe nero macinato fresco, q.b.

Istruzioni:

- In un frullatore, unisci gli avocado, il brodo vegetale, il succo di lime e frulla fino a ottenere una consistenza liscia.
- Aggiungi i gamberetti e il coriandolo, poi condisci con sale e pepe.

- Servi la zuppa fredda o conservala in frigorifero fino al momento del consumo.

13. Sformato di Verdure al Forno

Tempo di Preparazione: 20 minuti
Tempo di Cottura: 40 minuti
Porzioni: 6
Ingredienti:

- 1 zucchina grande, tagliata a cubetti
- 1 peperone rosso, tagliato a cubetti
- 1 melanzana piccola, tagliata a cubetti
- 200 g di spinaci freschi
- 4 uova
- 100 ml di panna da cucina
- 100 g di formaggio mozzarella, tritato
- Sale e pepe nero macinato fresco, q.b.
- Olio extravergine di oliva, q.b.

Istruzioni:

- Preriscalda il forno a 180°C e ungi una pirofila da forno.
- In una padella grande, soffriggi la zucchina, il peperone e la melanzana con un filo d'olio fino a che sono morbidi.
- Aggiungi gli spinaci e cuoci fino a che non si appassiscono.
- In una ciotola, sbatti le uova con la panna, il sale e il pepe.
- Aggiungi le verdure cotte e il formaggio mozzarella al composto di uova.
- Versa il tutto nella pirofila preparata e cuoci in forno per 40 minuti o fino a che lo sformato è dorato e ben cotto.
- Servi caldo o conserva in frigorifero per fino a 4 giorni.

14. Insalata di Pollo con Pesto di Avocado

Tempo di Preparazione: 20 minuti
Porzioni: 4
Ingredienti:

- 400 g di petto di pollo cotto, tagliato a striscioline
- 2 avocado maturi
- 1 manciata di basilico fresco
- 2 cucchiai di pinoli
- Succo di 1 limone
- 50 ml di olio extravergine di oliva
- Sale e pepe nero macinato fresco, q.b.

Istruzioni:

- In un frullatore, unisci gli avocado, il basilico, i pinoli, il succo di limone e l'olio. Frulla fino a ottenere un pesto cremoso.
- In una ciotola grande, mescola il pollo con il pesto di avocado.
- Condisci con sale e pepe a piacere.
- Servi l'insalata fredda o conservala in frigorifero in un contenitore ermetico.

15. Frittata di Asparagi e Prosciutto Cotto Keto

Tempo di Preparazione: 10 minuti
Tempo di Cottura: 15 minuti
Porzioni: 4
Ingredienti:

- 8 uova
- 200 g di asparagi, mondati e tagliati a pezzi
- 100 g di prosciutto cotto, tagliato a cubetti
- 50 g di formaggio parmigiano, grattugiato
- Sale e pepe nero macinato fresco, q.b.

- Olio extravergine di oliva, q.b.

Istruzioni:

- Preriscalda il forno a 180°C.
- In una padella che possa andare in forno, soffriggi gli asparagi e il prosciutto cotto in un filo d'olio per circa 5 minuti.
- Sbatti le uova in una ciotola e aggiungi il formaggio parmigiano. Versa il composto nella padella con gli asparagi e il prosciutto.
- Cuoci in forno per 10-15 minuti o fino a che la frittata è ben cotta e dorata in superficie.
- Servi calda o conserva in frigorifero per fino a 3 giorni.

Meal Plan

	Colazione	Pranzo	Cena
Giorno 1	Barrette Energetiche al Burro di Mandorle	Insalata di Pollo alla Mediterranea	Filetto di Manzo al Pepe Verde
Giorno 2	Muffin Salati al Bacon e Formaggio	Crepes di Spinaci e Ricotta	Spaghetti di Zucchine al Pesto di Rucola
Giorno 3	Smoothie al Caffè Mocha Keto	Polpette di Broccoli e Quinoa	Zucca Ripiena al Forno
Giorno 4	Pancake di Cocco	Pollo alla Griglia con Pesto di Rucola	Sformato di Cavolfiore con Besciamella al Tartufo
Giorno 5	Tisana Rilassante alla Camomilla e Lavanda	Insalata di Aragosta e Asparagi	Polenta con Ragù di Salsiccia
Giorno 6	Crepes Proteiche al Prosciutto e Formaggio	Insalata di Anatra e Avocado	Roast Beef con Crema di Rafano
Giorno 7	Frullato di Mirtilli e Avocado	Crostini di Salmone Affumicato e Crema di Avocado	Cotolette di Melanzane alla Parmigiana
Giorno 8	Casseruola di Uova e Chorizo	Crema Fredda di Avocado e Cetriolo	Lasagne Keto alle Verdure
Giorno 9	Omelette con Spinaci e Feta	Insalata di Cavolo e Noci	Risotto ai Frutti di Mare
Giorno 10	Smoothie di Cetriolo e Menta	Stufato di Manzo Keto	Bistecca alla Fiorentina con Insalata di Rucola
Giorno 11	Frullato Proteico di Fragole e Crema	Insalata di Salmone e Asparagi	Stufato di Agnello e Zucca
Giorno 12	Frittata di Spinaci e Ricotta	Insalata di Polpo Grigliato	Stufato di Manzo alla Toscana

Giorno 13	Smoothie di Lamponi e Yogurt Greco	Zoodles di Zucchine al Limone e Parmigiano	Pollo alla Cacciatora
Giorno 14	Tè Freddo alla Pesca Keto	Bowl di Pollo e Avocado	Filetto di Branzino al Forno con Asparagi e Limone
Giorno 15	Smoothie Energizzante al Caffè e Cacao	Vitello Tonnato Keto	Spiedini di Pollo e Peperoni
Giorno 16	Bowl di Chia e Bacche	Insalata di Avocado e Salmone Affumicato	Risotto ai Funghi Porcini e Tartufo
Giorno 17	Antipasto di Gamberi e Avocado	Pasticcio di Carne Keto	Involtini di Melanzane alla Parmigiana
Giorno 18	Uova Strapazzate al Tartufo	Torta Salata Keto con Spinaci e Ricotta	Costolette di Agnello con Salsa alla Menta
Giorno 19	Frullato di Avocado e Spinaci	Involtini di Lattuga con Pollo e Avocado	Pollo Ripieno alle Erbe e Noci
Giorno 20	Mini Quiche Lorraine Chetogenica	Avocado Ripieno di Tonno	Lasagne Low-Carb ai Funghi e Salsiccia
Giorno 21	Mini Quiche di Spinaci e Feta Keto	Insalata Greca Chetogenica	Involtini di Tacchino con Ripieno di Salsiccia e Funghi
Giorno 22	Yogurt Greco con Semi e Noci	Capesante Gratinate al Forno	Orata al Cartoccio con Pomodorini e Olive
Giorno 23	Involtini Primavera al Forno con Verdure e Tofu	Zuppa di Funghi e Crema di Cocco	Zuppa Cremosa di Porri e Cavolfiore
Giorno 24	Zuppa di Avocado e Cetriolo Fredda	Insalata Festiva di Radicchio, Noci e Pera	Risotto ai Carciofi e Prosciutto Crudo
Giorno 25	Frappè di Cocco e Cioccolato	Roll di Prosciutto e Asparagi	Arrosto di Maiale alle Erbe e Senape
Giorno 26	Vellutata di Asparagi e	Insalata di Pollo con Pesto	Gamberi Saltati con Aglio e

	Mandorle	di Avocado	Peperoncino
Giorno 27	Stufato di Funghi e Cavolo Nero	Zuppa di Broccoli e Cheddar	Melanzane alla Parmigiana Light
Giorno 28	Toast di Avocado e Uovo in Camicia	Casseruola Chetogenica di Pollo e Broccoli	Polpette di Salmone Keto
Giorno 29	Crepes di Farina di Cocco	Insalata di Tacchino e Avocado	Sformato di Verdure al Forno
Giorno 30	Frittata di Asparagi e Prosciutto Cotto Keto	Insalata di Tonno Keto	Salmone al Forno con Pesto di Basilico
Giorno 31	Porridge di Semi di Lino	Insalata Caprese con Mozzarella di Bufala	Zuppa Cremosa di Avocado e Cetriolo
Giorno 32	Scramble di Tofu e Verdure	Tortino di Salmone	Spigola al Forno con Erbe Aromatiche
Giorno 33	Muffin alla Mandorla e Mirtilli	Crema di Zucca con Tofu Affumicato	Tagliata di Manzo su Letto di Rucola e Grana
Giorno 34	Shake Proteico al Cioccolato e Burro di Arachidi	Zuppa Fredda di Cetriolo e Yogurt	Zuppa di Avocado e Gamberetti
Giorno 35	Crepes di Farina di Noci Pecan	Insalata di Spinaci con Uova e Pancetta	Risotto ai Funghi Porcini

Conclusione

Sintesi del Viaggio Chetogenico

In questo libro, ci siamo immersi in un viaggio attraverso la dieta chetogenica, esplorando ogni aspetto, dalle basi scientifiche alle applicazioni pratiche nella vita di tutti i giorni. Abbiamo attraversato i confini della chetosi per scoprire i suoi benefici, affrontando le sfide e imparando a superarle.

Riscoprendo la Salute e il Benessere

Attraverso le pagine di questo libro, abbiamo sottolineato come la dieta chetogenica non sia solo una questione di perdita di peso, ma piuttosto una via verso la riscoperta della salute e del benessere. Dalla stabilità energetica alla chiarezza mentale, abbiamo esplorato i molteplici modi in cui la chetosi può trasformare positivamente la nostra vita.

Risposte alle Domande e Ai Dubbi

Abbiamo affrontato le domande e i dubbi più comuni che circondano la dieta chetogenica, fornendo risposte basate sull'evidenza e sulla ricerca. Attraverso un approccio informato e scientifico, abbiamo dissipato i miti e le preoccupazioni, lasciando spazio solo alla verità e alla comprensione.

L'Arte della Preparazione e della Pianificazione

Abbiamo condiviso segreti e strategie per rendere la dieta chetogenica non solo possibile, ma anche piacevole e appagante. Dalle ricette creative alle tecniche di pianificazione dei pasti, abbiamo dimostrato che seguire uno stile di vita chetogenico non significa sacrificare il gusto o la soddisfazione.

Guardando al Futuro con Ottimismo

Concludiamo questo viaggio con la consapevolezza che la dieta chetogenica è molto più di una semplice tendenza; è un movimento verso un futuro più sano e vibrante. Incoraggiamo i nostri lettori a continuare a esplorare, a sperimentare e a crescere lungo il loro percorso chetogenico, sapendo che il miglioramento della salute e del benessere è sempre alla portata di mano.

Il Vostro Viaggio Personale

Infine, vi incoraggiamo a intraprendere il vostro viaggio personale verso la chetosi con fiducia e determinazione. Che siate appena agli inizi o esperti navigati, siate consapevoli del potere che avete nelle vostre mani per trasformare la vostra salute e il vostro benessere attraverso le scelte alimentari quotidiane.

Conclusioni Finali

Concludiamo questo libro con gratitudine per averci accompagnato in questo viaggio. Speriamo che le conoscenze acquisite e le esperienze condivise vi ispirino a intraprendere un percorso di vita più sano e appagante. Che il vostro cammino sia illuminato dalla luce della consapevolezza e della scoperta continua. Buon viaggio verso una vita chetogenica piena di salute e felicità!

www.ingramcontent.com/pod-product-compliance
Lightning Source LLC
Chambersburg PA
CBHW081548250726
48653CB00009B/3329